量子氫酵素

揭開氫分子與酵素的健康秘密

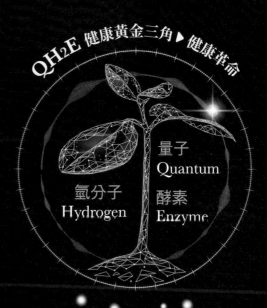

QH₂E 健康黃金三角 ▶ 健康革命

氫分子
Hydrogen

量子
Quantum

酵素
Enzyme

氫分子專家 林紫貴 著

引領台灣養生新浪潮，
掌握未來健康趨勢

量子力學權威專家 徐子亮

　　近年來，健康議題成為社會關注的焦點，養生書籍如雨後春筍般湧現，突顯了人們對於促進身心健康的迫切需求。這股需求推動了科技與健康領域的緊密結合，而量子技術憑藉其獨特的能量共振特性，被視為引領新時代養生潮流的尖端科技。量子技術與養生理念的結合，預示著未來養生方法將經歷深刻的變革，象徵著應用科技與養生的新時代即將來臨。

　　過去的數十年，我深耕於量子力學科技應用於醫療領域的研發，《量子氫酵素》這本結合「量子」、「氫」、「酵素」三大健康元素的養生專書，在我眼中更是一項深具意義的創新。這本書承載著作者林紫貴專家多年的研究積累，不僅將推動養生領域的跨世代發展，更是引領新時代養生的里程碑。

　　這本《量子氫酵素》基於量子力學的能量共振特性，深入解析了微觀世界的奧妙，同時深入探討氫分子在體內的抗氧化作用以及酵素在食物消化和營養吸收中的關鍵作用，協助讀者穿越量子、氫分子醫學和酵素的迷思，啟發讀者對新時代養生方法的認識。

推薦人 / 徐子亮 教授

　　畢業於上海交通大學，曾任該校研究員、教授，並擔任中國微量元素學會檢測委員會委員、上海市發明協會會員等職務，同時也是上海子亮量子共振科技有限公司和十星醫療儀器（上海）有限公司的董事長。致力於將量子科學技術應用於醫學領域，在量子共振技術的檢測和臨床應用方面有豐富經驗，對量子醫學的推廣和應用有著卓越的貢獻。

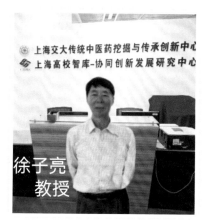

徐子亮教授 /
攝於上海交大傳統中醫藥挖掘
與傳承創新中心

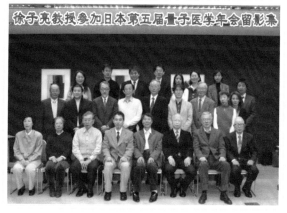

徐子亮教授（前排左五）/
應邀參加日本第五屆量子醫學年會合影

量子氫酵素：啟動健康革命

健康和生命，這兩者在每個人的生命中都扮演著極為關鍵的角色。健康，它是我們的生存之本，是我們每天前進的原動力，是我們持續追求夢想的能量來源。而生命，則是我們存在的根本，是我們每個人的旅程，充滿了挑戰和機會。然而，現代社會的快節奏生活、不斷增加的壓力和令人困擾的生活方式，已對我們的健康和生命構成了嚴峻的考驗。

生活的節奏似乎越來越快，壓力也似乎越來越大。我們常常忙碌於工作、家庭和社交生活，卻往往忽略了最重要的資產——健康。這是我們存活的基石，也是我們充實生命的源泉。每個早上醒來，每個深呼吸，都是生命的禮物。

健康的重要性無處不在。它關係到我們的身體、心靈和情感。它決定了我們的活力、幸福和長壽。當我們身體健康時，我們能夠追求更多的目標，實現更多的夢想。健康是我們最寶貴的財富，但有時我們忽略了它，直到我們感到不適或處於困境時，我們才意識到它的價值。這就是為什麼我決定探索新的方法和策略，以調理和提升我們的身心的健康狀態。

我的職業生涯豐富多元，曾在媒體製作者和房地產領域扮演不同的角色。然而，正是在這些多元的經歷中，我深刻領悟到健康才是我們生命中最寶貴的財富。從房地產的高潮到媒體製作的巔峰，我不斷追求成功，卻也在這過程中感到了健康的脆弱。這些經歷啟發了我對

健康的無限好奇，並促使我開始投入氫水和氫氣的健康領域，以尋求更深的了解和更有效的應用。這些努力產生了許多創新產品，如「100度熱氫水」和「鈦氫量子牛奶氫水」，也為氫分子領域帶來了卓越的貢獻。

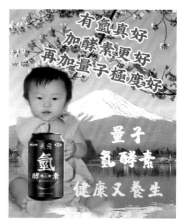

除此之外，也曾踏足國際巡迴演講舞台，參與國際展覽，積極擴展氫分子事業的版圖，並熱烈邀請國際知名的氫分子醫學專家來台交流。這些努力累積了豐富的臨床見證，引起了電視媒體的廣泛關注，特別專訪報導探討「氫分子醫學保健」，進一步提升了氫分子領域的知名度和關注度。

《量子氫酵素》這本書，是我多年來在氫分子領域的深刻研究和實踐的結晶。目標是為讀者提供一個嶄新的視角，深入探索氫分子的健康應用，並為您呈現一個更加健康、充實和有活力的生活方式。在這本書中，您將找到關於「量子氫酵素」的深度知識，以及如何將它們應用到您的日常生活中，實現更健康和更有活力的自己。

願您在這個健康之旅中獲得豐富的成果，並享受到更多的健康和快樂。讓我們一起開啟這個充滿機遇的旅程，迎接更健康、更幸福的明天。

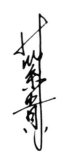

🔍 電視媒體專訪

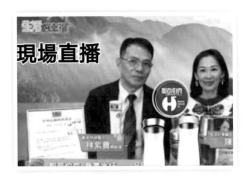

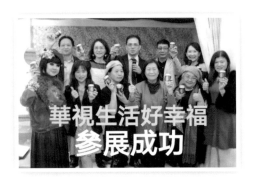

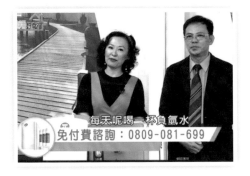

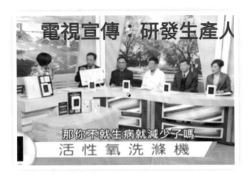

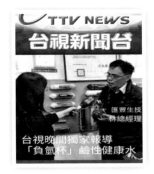

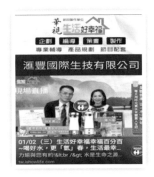

6

邀請國際知名氫分子醫學專家來台交流

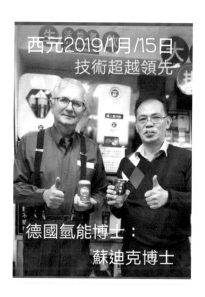

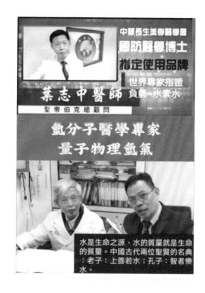

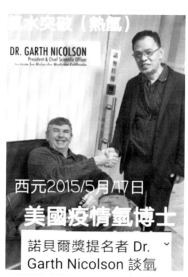

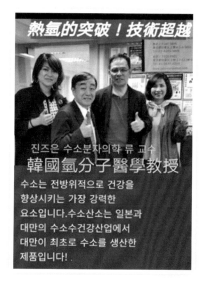

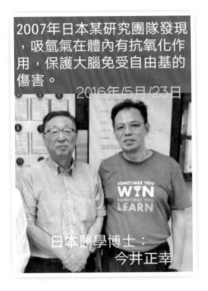

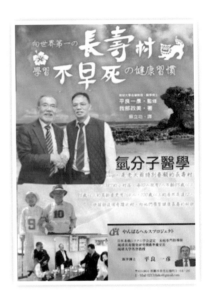

🔍 國內外知名專家學者推薦

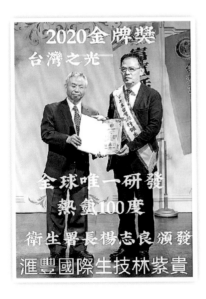

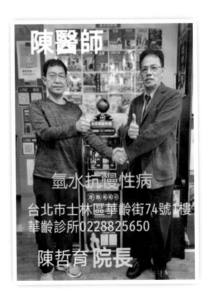

參與國際展覽

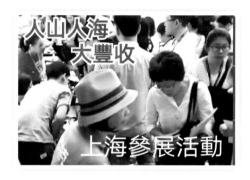

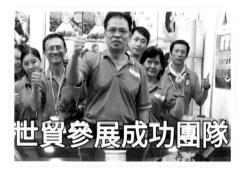

東京奧運指定

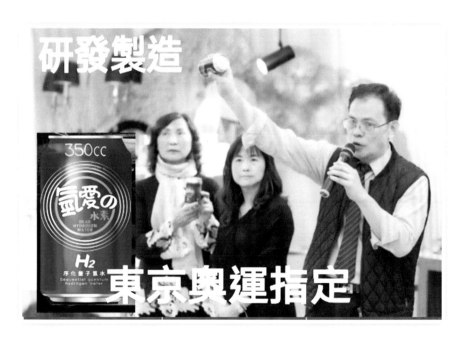

目 錄

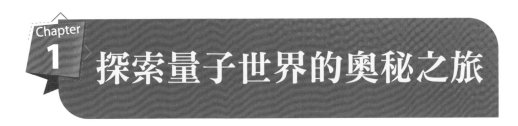

探索量子世界的奧秘之旅

1.1 量子之旅：一段跨越世紀的科學探索

量子力學：微觀世界的運動法則

　　自從人類開始探索宇宙的奧秘，我們一直在尋找描述自然現象的規律和法則。從古代的哲學家到現代的科學家，人類一直在努力理解我們所處的宇宙。

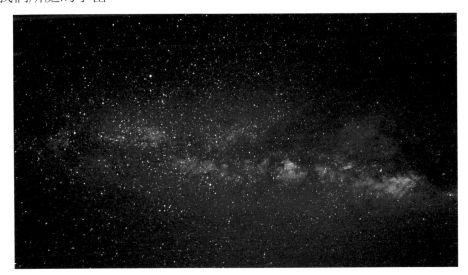

量子力學彷彿宇宙般廣闊奧秘

在這漫長的探索過程中，量子力學無疑是最具革命性的發現之一。它不僅改變了我們對物質、能量和宇宙的基本理解，還為現代科技的許多突破提供了理論基礎。

量子力學就像是微觀世界的運動規則手冊，它告訴我們像電子這樣的微小粒子是如何運動的。而在這之前，我們所熟知的，例如牛頓的運動定律 F = ma，只能描述大物體如蘋果或足球的運動。

但當我們深入到原子或更小的粒子時，這些規則就不再適用，這時我們需要量子力學來幫助我們理解。

為何稱之為「量子」力學？

當我們談論「量子」力學時，你可能會好奇：「量子」這個詞是什麼意思？簡單地說，「量子」力學是一門研究微觀世界的科學，它幫助我們理解一些傳統物理學無法解釋的現象。

舉例來說，當我們看到氫原子裡的電子，它不是隨意地在原子核周圍運動，而是在特定的「軌道」上，像是 1s、2s、2p 等。這些特定的軌道和它們所對應的能量，都是「量子化」的，意味著它們是有固定值的，而不是連續的。

這就好像鋼琴裡的音符，每一個音符都有其特定的音高，你不能得到介於兩個音符之間的音高。這種特性，就是「量子」力學中的一個核心概念。

了解「量子」的基本概念後，我們再進一步探討其在物理中的具體表現。

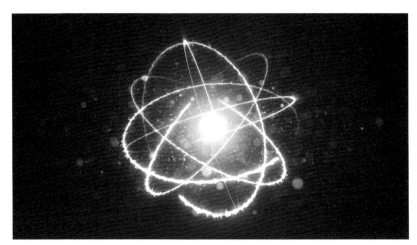

原子周圍的電子是在特定的「軌道」上運行

量子化

當我們談到「量子化」時，其實並不是只有在量子物理中才會出現這種現象。在我們日常生活中的物理學，也有類似的情境。

舉例來說，當你彈奏小提琴時，琴弦會震動，而這種震動其實也是一種量子化的現象。琴弦所產生的音樂，是基於其基本的震動頻率和其他的震動模式所組成的。

「量子」這個詞在現今常常被用來描述某些物體或現象具有量子特性。但其實，這只是一種技術性的說法，真正的意思是這些物體或現象遵循量子力學的規則。

例如，當我們說某物「量子化」時，我們是指這個物體的位置和動量之間有一種特殊的關係，這種關係在經典物理中是不存在的。

而當我們深入到量子的特性時，會發現更多的不確定性和神秘之處。

量子力學中的不確定性

當我們進入量子力學的領域時，我們會發現這是一個充滿了不確定性和奇異現象的領域。要理解這一點，我們可以拋開經典物理中的確定性，並進入一個更像是在擲骰子的遊戲中的量子世界。

以氫原子為例，我們知道一個電子可以處於「1s」的能量狀態。這個狀態實際上代表了電子可能出現在原子內的某些位置，但我們無法確定它具體在哪個位置。這就像在投擲一個持續滾動的六面骰子，你知道數字的範圍是 1 到 6，但在每一次投擲時，你無法預測到底會出現哪個具體的數字。

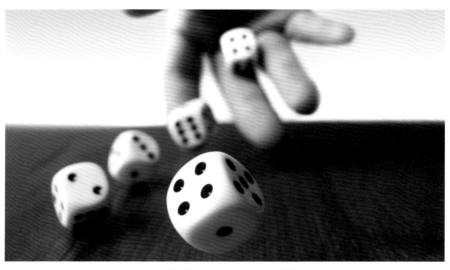

電子的能量狀態就像擲骰子一樣無法預測

當我們試圖測量這個處於「1s」狀態的電子的能量時，我們會得到一個固定的數值，即 -13.6eV。這看起來就像每次測量骰子的重量，都總是得到相同的數字一樣。

　　然而，如果我們嘗試測量這個電子的位置，情況就變得有趣了。我們無法預測在測量之前它究竟在哪個位置。我們只能知道在某個位置找到這個電子的概率，而不是確切的位置。這就像你無法預測骰子停下後會出現哪個數字，只能知道每個數字出現的概率。這意味著在量子世界中，粒子沒有明確的「路徑」或「軌跡」。

　　而當我們開始進行位置的測量，如同擲骰子後等待骰子停下，電子的能量狀態隨即會因為這個觀測而發生改變，它將不再以原本的方式機率性環繞著原子運動，而是固定在某個位置上。如果我們再次測量電子的位置，我們將總是在相同的位置找到它。

　　如果我們再次測量它的能量，由於電子的位置狀態已經改變，我們將得到不同的能量數值；而能量數值的結果，則取決於電子的位置狀態和它之前的「1s」能量狀態之間的關係。

　　這種不確定性是量子世界的一個重要特徵，它告訴我們觀測可以改變事物的狀態，並且在我們觀測它們之前，我們無法確定某些事物的確切狀態。

　　在量子力學出現之前，我們通常認為測量應該呈現出真實物理狀態，無論我們是否進行測量，物體的狀態都應該是確定的。而在量子世界中，只有當我們真正進行測量時，才會得知結果。這也引出了一個深思的問題：「當沒有人在觀察時，月亮是否仍然存在？」

　　這些不確定性和神秘現象的背後，其實有著一段深入人心的歷史故事。

量子奧秘的起源

1900 年，馬克斯·普朗克提出量子理論

在 20 世紀初，物理學界普遍認為他們已經掌握了所有的基本物理定律。然而，一個關於加熱物體發光的現象卻讓他們大為困惑：為何物體在加熱時會發光，且光的顏色會隨著溫度的變化而改變？

想像一下，當你的烤箱加熱時，它會發出紅色的光。如果溫度再提高，它會發出白色的光。這種現象在所有物體上都是一致的。

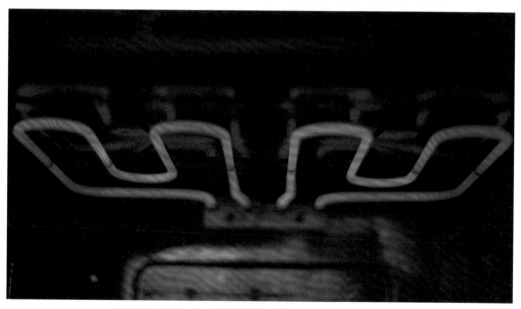

烤箱上的紅光，開啟量子力學領域的探索大門

當時的科學家試圖用已知的物理理論來解釋這一現象，但他們的預測與實際觀察結果不符。他們的理論認為加熱的物體應該會發出大量的紫外光，但事實上並非如此。這一矛盾被稱為「紫外災變」。

　　馬克斯・普朗克，一位德國物理學家，提出了一種新的方法來解釋這一現象。他認為當物體發光時，它不是連續地發出能量，而是以特定的小單位「粒子」的形式發出。他將這些能量「粒子」稱為「量子」。

　　普朗克的理論成功地解釋了為什麼加熱的物體不會發出大量的紫外光，而是會發出紅光或白光。但這個理論也帶來了新的問題：為什麼能量會以這種「量子」的形式存在？這個問題在後來由尼爾斯·波爾進一步發展和解釋。

　　而普朗克的這一發現，為後來的科學家提供了研究的基石，其中最為人知的就是愛因斯坦的光子理論。

1905 年，愛因斯坦發現光子

　　在尼爾斯·波爾提出他的理論之前，科學家們已經用量子理論解釋了一個有趣的現象：當光照到金屬上，金屬會釋放出電子。

　　想像一下，光就像海浪，有高有低。這些高低被稱為振幅。按照常理，振幅越大的光，應該有越強的能量來推動電子。而光的速度，或者說它的快慢，被稱為頻率。你可能會認為，頻率越高的光，會撞出更多的電子。

　　但實際上，當光照射到金屬時，振幅大的光確實會使更多的電子逸出，但是頻率高的光會使電子以更大的速度逸出。這真的很奇怪，因為這和我們之前的理解完全不同！

　　那麼，是什麼原因造成了這種現象呢？物理學家愛因斯坦給出了答案。他認為，光不僅僅是波，它也可以被看作是由許多小粒子組成的。他稱這些小粒子為「光子」。

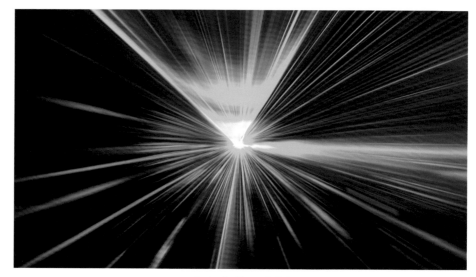

光子象徵示意圖

當光的振幅很大時，意味著它有很多光子。所以，當這些光子撞到金屬上，就會有更多的電子被撞出來。

而一個光子的能量，只和它的頻率有關。所以，頻率高的光，它的光子能量也會更大，這就解釋了為什麼它能使電子以更大的速度逸出。

愛因斯坦對光的研究為量子物理學的發展開闢了新的道路，而這一道路上，尼爾斯·波爾的研究也起到了關鍵的作用。

1913 年，尼爾斯·波爾與原子的神秘軌道

在 20 世紀初，量子理論還在起步階段，對許多人來說，它似乎只是一套數學工具，用來描述一些不符合常規的物理現象。其中一個核心問題是：為何物質的能量會像量子那樣分散存在，而不是連續不斷的呢？丹麥物理學家尼爾斯·波爾提出了新的原子結構模型。

　　在波爾的時代，科學家已經知道原子由帶正電的核心和繞著核心運動的帶負電的電子組成。但波爾帶來了一個革命性的觀點：這些電子不是在原子內隨意移動，而是沿著一些特定的路徑，或者說「軌道」運動。這些軌道有點像太陽系中行星繞太陽的軌道。每一條軌道都與一個特定的能量值相對應。

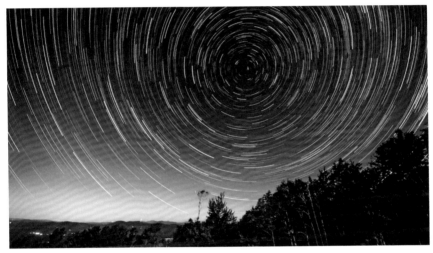

電子沿著軌道移動，如同星軌般環繞太陽運轉

　　可以這麼想，電子就像運動場上的運動員，當電子獲得能量，它可以「跳」到更外層的軌道；而當它失去能量時，它會「跳」回到更內層的軌道。這兩個軌道之間的能量差，就是電子在跳躍時釋放或吸收的能量。

　　這就是為什麼能量會以「量子」的形式，或者說分散的方式存在。當電子在軌道間跳躍時，它只能釋放或吸收固定量的能量。

　　波爾的原子模型為我們提供了一個全新的視角，但在這一時期，還有其他的物理學家也提出了一些突破性的理論。

1924 年，德布羅意提出波粒二象性理論

1924年，一位名叫路易‧德布羅意的科學家提出了一個有趣的想法：物質不僅僅是我們眼中的固體、液體或氣體，它還可能展現出波的特性。這個概念在當時是相當前衛的，挑戰了當時對物質的傳統認知。

德布羅意的這一想法其實是受到愛因斯坦的啟發。愛因斯坦曾提到，光有時會表現得像粒子，有時又會表現得像波；那麼，為什麼物質，比如電子，不也可以有類似的特性呢？

進一步地，德布羅意還嘗試解釋了原子內部的運作。他認為，電子繞著原子核運動時，其實是在特定的「軌道」上，就像音樂家彈奏小提琴時，琴弦會產生特定的振動和音調。只有當這些「軌道」與電子的波長匹配時，電子才能穩定地存在於那裡。

當然，這樣的理論在最初是受到質疑的。但隨著時間的推移，實驗發現電子在某些情況下真的會展現出波的特性，就像光或水波一樣，這些實驗結果為德布羅意的理論提供了有力的支持，也為我們打開了一扇探索微觀世界的新窗口。

德布羅意的波粒二象性理論為量子物理學的發展提供了新的方向，而接下來的一年，這一領域又迎來了另一個重要的突破。

1925 年，海森堡的矩陣力學，開啟現代量子物理新篇章

在 20 世紀初，物理學界正處於一個劇變的時期。1925 年，這場革命迎來了一個重要的轉折點。當時，德國的年輕物理學家維爾納‧海森堡提出了「矩陣力學」，這一新的量子物理描述方法。

要理解矩陣力學，首先我們需要了解「矩陣」的概念。矩陣，簡而言之，是一組按照行和列排列的數字，這些數字有助於描述物體的

特性和行為。

海森堡的獨到見解在於，他認為我們可以用矩陣來描述量子系統，例如描述電子在原子中的行為。這一觀點在當時是相當前衛的，因為它與當時的物理學主流理論有所不同。但海森堡堅信，只有這種新的數學框架，才能揭示量子世界的真實面貌。

矩陣力學的提出不僅為物理學界提供了一個新的研究途徑，而且也為後來的量子物理學發展奠定了堅實的基礎。儘管這一理論在初期遭到了某些學者的懷疑，但隨著後續的實驗證實，它逐步獲得了科學界的廣泛認可，也成為奠定現代量子力學的基礎。

經過對量子力學的深入探索，我們已經了解了其基本原理和歷史背景。但你可能會好奇，這些看似遙遠和抽象的理論，與我們日常生活有何關聯？事實上，量子力學不僅僅是學術上的討論，它在我們的日常生活中也扮演著關鍵的角色。在下一章我們將探討量子力學如何影響我們的生活，以及它如何成為現代科技發展的基石。

1.2 日常生活中背後的量子奧秘

量子物理學，對許多人來說，可能聽起來像是一門只有科學家才能理解的深奧學問。但你知道嗎？它其實與我們的日常生活有著千絲萬縷的關聯。

提到「量子」，很多人的腦海中首先浮現的是那些難以置信的現象：薛丁格的貓，這隻神奇的貓在同一時間既「活著」又「死了」；或是量子糾纏，這種看似超越距離的即時連結；再或者是愛因斯坦那

句經典的「上帝不玩骰子」。這些都是量子世界的奇特面貌，但它們只是這奇妙領域的入門篇章。

事實上，量子物理學不只是探討這些驚人的現象。它是一套完整的規則，用來描述從宇宙中最小的粒子到浩渺的星系間的一切運作。而當這些微小的量子效應在更大的尺度上累積時，它們就轉化為我們日常所見、所感的物理現象。

你可能不知道，許多現代科技，如智慧手機中的半導體、醫院裡的 MRI 掃描，甚至是每天照亮我們的太陽，都是量子物理學的實際應用。

現在，讓我們一起探索一些你每天都會遇到，但可能從未意識到它們與量子有關的事物：

烤麵包機

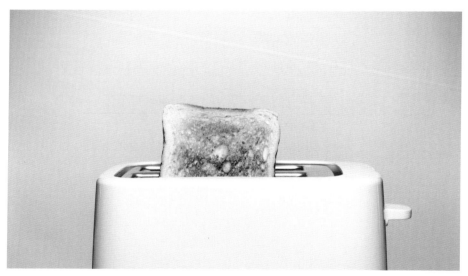

烤麵包機的紅光，隱藏著量子力學的秘密

在日常生活中，我們經常遇到許多看似平凡的現象，但背後卻隱藏著深奧的科學原理。當你每天早晨啟動烤麵包機，那溫暖的紅光照亮了廚房，你是否曾停下來思考過這背後的奧秘？這不僅是一個簡單的物理現象，它還與量子物理學有著密不可分的關係。

想像一下，每一個物體在被加熱時都會發出光，這是一個我們都非常熟悉的現象。但你知道嗎？這正是量子物理學的起點。那特定的紅光顏色，其實是一個曾困擾科學家的問題，並促使量子物理學的誕生。

在 19 世紀末，這一現象成為了物理學界的一大難題。理論上，當物體被加熱時，它應該會發出從紅光到 X 射線的所有頻率的光。但實際上，我們只看到了那溫暖的紅光，而不是危險的 X 射線或伽馬射線。這一矛盾直到 1900 年才得到解釋。

當時，Max Planck 提出了「量子假說」，他認為光不是連續的波動，而是由一個個離散的能量包裹「量子」組成。這一假說不僅解釋了為什麼加熱的物體只會發出特定顏色的光，還開啟了量子物理學的新篇章，並引發了一系列科學發現。

從 Planck 的量子假說到愛因斯坦的光電效應理論，再到波爾的原子模型，這些發現不僅揭示了物質在微觀層面上的行為和性質，還深深地影響了我們對宇宙的理解。

所以，每次當你啟動烤麵包機，看到那溫暖的紅光時，不妨想一想，這不僅是一個簡單的烤麵包過程，更是一個與量子物理學息息相關的奇妙現象。這讓我們更加敬畏自然，並對科學的深奧和美妙充滿了好奇和敬意。

螢光燈

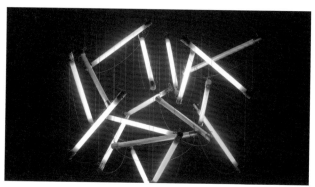

電子在不同的能量狀態中，散發出不同的光線

在我們的日常生活中，燈泡無疑是我們最常用來驅散黑暗的工具。從傳統的白熾燈泡到現代的螢光燈泡，這些照明裝置背後的科學原理，不僅揭示了物理學的奧秘，也展現了科技如何滲透至我們生活的每一角落。

白熾燈泡的工作原理相對直觀——通過電流加熱鎢絲，使其發光，照亮周圍的環境。這個過程在某種程度上與你早晨用來烤麵包的烤麵包機類似。然而，當我們轉向螢光燈泡時，事情變得更加科學和奇妙。

在 19 世紀的科學實驗室裡，科學家們發現，當元素被加熱到一定程度時，它們會發出一個獨特的光譜。這些光譜不僅成為了確定元素類型的關鍵，也間接導致了新元素的發現，例如氦。然而，這些光譜背後的深層原因直到 20 世紀初才被揭開。

Niels Bohr 在 1913 年提出了一個革命性的理論，他結合了 Planck 和 Einstein 的量子理論，提出了一個模型，解釋了原子內部電子的運

動和光的發射。Bohr 的模型認為，電子在原子內部的運動是量子化的，也就是說，它們只能存在於某些特定的能量狀態，並且在這些狀態之間的轉換會導致光的發射或吸收。

這一理論成為了螢光燈泡工作原理的基石。在螢光燈泡中，當水銀蒸氣被電流激發時，水銀原子會發射特定頻率的光。這些光大多處於可見光範圍，組合在一起，我們看到的就是明亮的白光。如果你使用一個繞射光柵來觀察螢光燈的光，你會看到幾個明顯的彩色光帶，而不是白熾燈泡所產生的連續彩虹光譜。

因此，每次我們打開螢光燈，我們都在實踐著量子物理學的理論。這不只是一個科學現象的展現，更是科學與我們日常生活的完美融合，是一個將理論轉化為實用技術的例子。這個過程不僅豐富了我們的生活，也讓我們對周圍的世界有了更深的理解和欣賞。

電腦

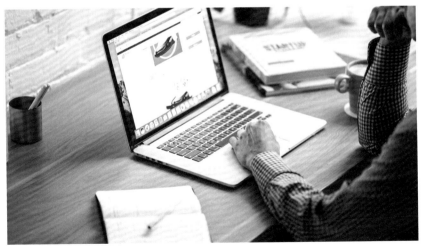

電腦的電晶體來自量子力學原理的應用

在 1920 年代初，波耳提出了他的量子模型，這一理論成功地解釋了原子中電子的特殊能量狀態，但其背後的物理原因仍是一個謎。1924 年，德布羅意，一位來自法國的年輕學者，提出了一個激進的觀點，認為正如光有其顆粒性，被稱為「光子」，電子也可能展現出波動性。

這意味著，電子不僅僅是粒子，它們也有其波動的特性。當這些電子波在原子核周圍形成 " 站立波 " 時，它們會展現出特定的能量狀態。這一理論很快在實驗中得到了證實，並為量子物理學的發展鋪平了道路。

1926 年，薛丁格進一步發展了這一觀念，提出了著名的薛丁格波動方程。這一方程描述了一個系統的量子狀態如何隨時間變化，並預測了電子在原子或分子中的行為。簡單來說，它將電子視為波，這些波的不同形狀和頻率代表了電子的不同能量狀態。

這一發現對於現代科技的發展具有深遠的意義。電子的波動性使我們能夠更深入地理解半導體的工作原理，從而發展出更高效的電子設備。當我們將矽與其他元素結合，可以製造出微小的電晶體，這些電晶體是現代電腦的核心部件，負責處理數據。

因此，每當你使用電腦，無論是瀏覽網頁、編輯文件還是玩遊戲，你都在間接地利用量子物理學的知識。雖然現代電腦還不是真正的量子計算機，但它們的運作確實依賴於量子物理學的原理。這再次證明，量子物理學不僅僅是一門學科，它已經深深地融入了我們的日常生活。

傳感器

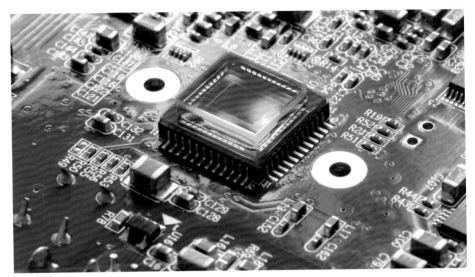

利用電子的能階控制傳導器的連接

　　在當今的科技時代，傳感器已成為我們日常生活中不可或缺的一部分。從智慧手機的觸控螢幕到醫療設備中的精密儀器，傳感器在各種應用中都發揮著關鍵作用。但你可能不知道的是，這些傳感器的工作原理與量子物理學有著密不可分的關係。

　　首先，讓我們深入探討量子穿隧效應。這是一種電子在看似不可能的情況下穿越能障的現象。在 1924 年，德布羅意首次提出了波粒二象性的概念，認為微觀粒子如電子既有粒子性也有波動性。這意味著，在某些情況下，電子可以像波一樣，穿越一個本應阻止其通過的能量障礙。在傳統的物理學觀念中，電子不應該能夠穿越這些能障，但在量子世界中，這是完全可能的。這一發現對於半導體技術和傳感器技術的發展具有重大意義。

現代的傳感器，特別是那些需要極高靈敏度的傳感器，利用了量子效應來檢測微小的物理變化。例如，量子點是一種特殊的奈米級半導體材料，它們的電子行為受到其極小尺寸的影響，使其具有特定的光學和電子特性（光學和電子特性指的是材料對光和電的反應方式）。當量子點受到光的照射時，它們會發出特定頻率的光，這一特性使它們成為極佳的光學傳感器。

此外，超導量子干涉儀（SQUID）是一種利用量子效應來檢測極微小磁場的儀器。它們的工作原理基於兩個超導體之間的量子穿隧效應，並且可以檢測到極其微小的磁場變化，這使得 SQUID 成為醫學成像和地質勘探中的理想工具。

總之，從觸控螢幕技術到醫學診斷，量子物理學在傳感器技術中的應用已經深入到我們的日常生活中。隨著科技的進步，我們可以預期，量子效應將在未來的傳感器設計和應用中發揮更大的作用，為我們帶來更多的創新和突破。

GPS

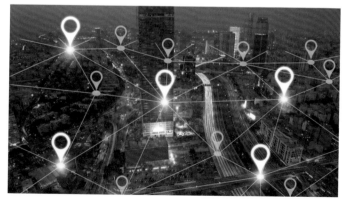

GPS 使用原子的量子特性，避免太空與地表上的時差問題

　　在現代生活中，GPS（全球定位系統）已成為我們日常導航的不可或缺工具。無論是開車、騎車還是步行，我們都依賴 GPS 來確定位置和導航路線。但你可能不知道的是，這項技術背後其實隱藏著量子物理學的神奇原理。

　　首先，我們要了解的是，GPS 系統的運作依賴於一系列的衛星，這些衛星發送信號到地球上的接收器，從而確定我們的確切位置。但這其中有一個核心問題：為了確保定位的精確性，衛星上的時鐘必須與地球上的時鐘高度同步。這裡就是量子物理學發揮作用的地方。

　　在量子物理學中，有一個被稱為「時間膨脹」的現象，這是相對論的一部分。簡單來說，當一個物體移動得越快，它經歷的時間就越慢。衛星，由於其在太空中的高速運動，其上的時鐘實際上比地球上的時鐘走得慢。這意味著，如果我們不考慮這一效應，GPS 的定位將會產生誤差，可能達到數公里。

　　那麼，如何解決這一問題呢？答案是使用「原子時鐘」。原子時鐘是一種利用原子的量子性質來測量時間的高精度時鐘。它基於一個特定原子（如銫）的電子從一個能量狀態跳躍到另一個能量狀態所發出的特定頻率的輻射。這種輻射的頻率極為穩定，因此可以用作時間的參考。

　　通過使用原子時鐘，我們可以校正衛星時鐘的時間膨脹效應，從而確保 GPS 的高精度和可靠性。所以，每次我們使用 GPS，我們都在間接地利用量子物理學的奇特原理。

　　透過對量子物理學的深入研究和應用，我們已經能夠在多個技術領域中實現前所未有的精確度和效率。GPS 技術只是量子原理在現代

科技中的眾多應用之一。隨著科學的進步，我們可以期待量子物理學將繼續推動技術界的創新和發展。

量子顯微鏡

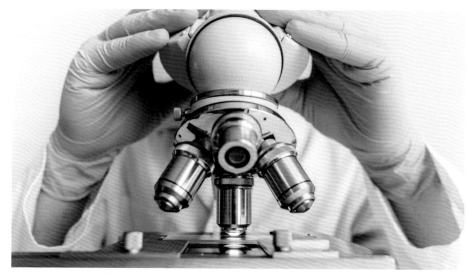

利用原子之間的萬有引力，感知原子的結構

在探討微觀世界的奧秘時，顯微鏡無疑是一個強大的工具，它讓我們得以窺探那些肉眼無法看見的細微結構。然而，當我們深入到原子和分子的層面時，傳統的顯微鏡技術遇到了極限。這正是量子力學登場的時刻，它不僅揭示了微觀世界的基本法則，也為我們提供了一個全新的觀察窗口——量子顯微鏡。

量子顯微鏡的工作原理與傳統顯微鏡有著根本的區別。在傳統的光學顯微鏡中，光線通過物體並被放大，從而讓我們能夠看到物體的細節。然而，在極小的尺度上，例如原子尺度，光的波長變得與要觀察的物體相近，這使得圖像變得模糊不清。這就是著名的「繞射極限」。

　　量子顯微鏡，特別是掃描穿隧顯微鏡（STM）和原子力顯微鏡（AFM），利用量子力學的原理來突破這一極限。例如，STM 利用了量子穿隧效應——一個允許粒子穿越能量屏障的現象。當一個尖銳的金屬尖端靠近一個導體或半導體表面時，電子可以通過量子穿隧效應從尖端「跳躍」到表面，或者相反。通過測量這些穿隧電流，我們可以得到表面原子的極其精確的圖像。

　　原子力顯微鏡則利用了原子間的萬有引力或凡得瓦力（一種原子間的微弱吸引力）來感測表面的特性。一個極細的尖端在表面上掃描時，尖端與表面原子間的交互作用會被精確測量，從而形成一個高度詳細的表面圖像。

　　這兩種顯微鏡技術都能夠實現單個原子的解析度，讓我們能夠「看到」原子世界的結構。這不僅增強了我們對物質性質的理解，也使得我們能夠在單個原子的層面上操作和控制物質，從而開創了奈米技術的新範疇。

　　因此，量子力學不僅在理論上揭示了自然界的秘密，也在實踐中提供了強大的工具，使我們能夠探索和操控微觀世界，並將這些知識應用於日常生活中的技術創新中。

1.3 量子生物學：生命的微觀之舞

　　在我們日常生活中，量子現象似乎遙不可及，它們存在於高科技的實驗室和複雜的數學公式中。然而，當我們在前一章節探索了日常生活中的量子應用後，你可能已經意識到，量子不僅僅是學術的理論

知識，它們實際上與我們的生活息息相關。

現在，讓我們將目光轉向一個更加驚人的領域：生物體中的量子現象。是的，你沒有看錯，從你的身體到你家中的植物，都可能涉及到量子效應。

量子與生命：一段不可思議的旅程

當我們談論量子物理，我們經常想到的是微小的粒子、不確定性和疊加。而當我們談論生物學，我們會想到 DNA、細胞和生態系統。這兩者似乎毫無關聯，但事實上，它們在某些層面上是相互交織的。這就是「量子生物學」的魅力所在。

生命是如此的複雜，以至於我們還不能完全理解它的所有細節。但隨著科學的發展，我們已經開始揭示生命中的一些量子秘密。從 DNA 的複製到鳥類的導航，從光合作用到我們的感官，量子效應在其中都扮演著關鍵的角色。

大自然的量子語言

生命是大自然的奇蹟，而量子效應則是這一奇蹟背後的語言。這種語言允許生物體進行高效的能量傳輸、進行精確的化學反應，甚至可能與我們的意識有關。

例如，當植物進行光合作用時，它們使用的是一種高效的能量傳輸機制，這一機制涉及到量子疊加和穿隧效應。這意味著，植物可以在幾乎沒有能量損失的情況下，將太陽的光能轉化為化學能。

此外，有些鳥類在遷徙時，可能利用了一種稱為「量子糾纏」的現象來感知地球的磁場。這使得它們可以在數千公里的距離上，精確地確定自己的位置。

探索生命的量子之旅

在接下來的章節中，我們將深入探索這些令人驚歎的量子現象，並嘗試解答一些有關生命的最大謎團。從微觀到宏觀，從單細胞生物到高等動植物，量子生物學為我們提供了一個全新的視角，讓我們重新認識這個奇妙的世界。

光合作用：植物中的量子凝聚

在炎炎夏日的午後，當你走在樹蔭下，感受到一絲清涼，你是否曾經想過，這些樹木是如何利用陽光的？它們如何將太陽的光轉化為生命的能量，並供給整個生態系統？

光合作用：大自然的能量工廠

光合作用是植物、藻類和某些微生物的生命之源。這一過程將太陽的光能轉化為化學能，並儲存於糖分子中，供生物體使用。這就像是大自然的太陽能電池，將光轉化為生命的動力。

當太陽的光線灑在植物上，葉片中的色素分子，如葉綠素，會捕捉到光中的光子。這些光子的能量會激發色素分子，產生一種稱為「激子」的能量粒子。

這些激子就像是接力賽中的接力棒，它們在葉片內的天線複合物中快速移動，尋找最佳的路徑，直到它們到達「反應中心」。在這裡，激子的能量被完全釋放，開始了真正的光合作用過程，將二氧化碳和水轉化為糖和氧氣。

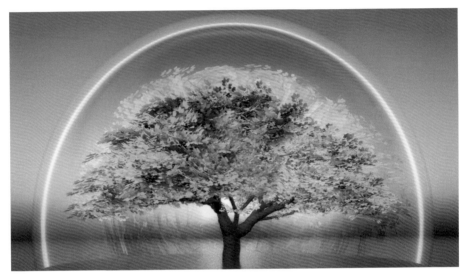

光合作用使用「量子相干性」尋找能量最佳傳輸的方法

量子相干性：自然界的高效算法

在這一過程中，激子展現了一種令人驚奇的特性：量子相干性。這意味著激子在移動時，不是只選擇一條最佳路徑，而是可以同時選擇多條路徑，這大大提高了能量傳輸的效率。

這種現象在量子物理中是常見的，但在生物體中卻是非常罕見的。這使得科學家們對植物如何實現這一高效的量子過程感到非常驚訝。

那麼，為什麼植物會發展出這樣的能力呢？答案可能在於自然選擇。在數十億年的演化過程中，那些能夠更有效地利用太陽能的生物體更有可能生存和繁衍。因此，這種高效的光合作用過程就被自然選擇出來，並被保留下來。

鳥類的神奇導航：大自然的量子秘密

　　每當春天和秋天，我們都會看到成群的鳥兒飛過天空，開始他們的遷徙之旅。從北極燕鷗的 90,000 公里的環球之旅，到歐洲知更鳥的精確遷徙，這些鳥類似乎都擁有一個內置的 GPS，幫助它們找到目的地。但這背後的科學原理是什麼呢？

量子物理與鳥類導航

　　近年來，科學家們進行了一系列的研究，試圖解開這一神秘現象。結果令人驚訝：這些鳥類可能正在利用量子物理的原理來導航！

　　量子物理是一門研究微小粒子，如原子和分子，以及它們如何互動的科學。其中，「量子糾纏」是一個特別有趣的現象。當兩個粒子糾纏在一起時，無論它們相距多遠，改變其中一個粒子的狀態，另一個也會立即改變。

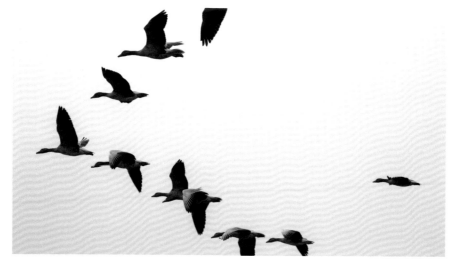

鳥類眼睛中的電子具有量子糾纏作用，可以感知地球的磁場

隱色素：鳥類的內置指南針

鳥類的眼睛中有一種特殊的蛋白質，稱為隱色素。當太陽的光線照射到鳥的眼睛時，它會激發隱色素中的電子，這些電子可能會產生量子糾纏。這意味著，這些電子可以「感知」地球的磁場，並根據它來確定方向。

更令人驚訝的是，這種量子糾纏在鳥的眼睛中可以持續相對較長的時間，即使在室溫下也是如此。這比一些先進的實驗室設置還要持久！

Ritz 的實驗：揭示量子導航的秘密

為了進一步驗證這一理論，科學家 Ritz 進行了一個實驗。他通過人工添加一個非常微弱的磁場，並觀察鳥的導航方向是否受到影響。結果發現，即使是微小的磁場變化，也能夠影響鳥的飛行方向。這意味著，鳥的導航系統對磁場非常敏感，這只可能通過一個非常敏感的量子機制來實現。

量子嗅覺：揭開氣味背後的微觀世界

在我們的日常生活中，氣味無處不在，從清新的花香到濃郁的咖啡香，每一種氣味都帶給我們不同的感受和回憶。但你有沒有想過，這些氣味是如何產生的，以及我們是如何識別它們的？

嗅覺的傳統理解

過去，科學家認為嗅覺的運作方式很像一把鎖和一把鑰匙。當我們嗅到某種氣味時，這些氣味分子（鑰匙）會與我們鼻腔內的特定受體（鎖）結合。這種理論最早由 Linus Pauling 在半個世紀前提出，並

被廣泛接受。但這個模型有一個問題：許多不同的氣味分子可以與同一個受體結合，這意味著這個模型不能解釋我們如何區分這麼多不同的氣味。

量子嗅覺理論的誕生

近年來，一個新的理論開始受到關注，這就是量子嗅覺理論。這個理論認為，除了形狀之外，氣味分子的振動也在嗅覺中起到了關鍵作用。每一種氣味分子都有其獨特的振動模式，這些振動可以被我們的鼻子檢測到。

這個理論最初受到了很多質疑，但隨著更多的實驗數據出現，它逐漸得到了確認。例如，當科學家使用不同的振動頻率訓練果蠅識別氣味時，果蠅能夠準確地識別出這些氣味，這證明了振動在嗅覺中的重要性。

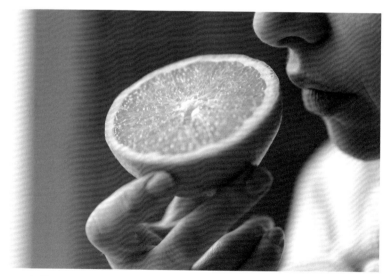

嗅覺可以感知每一種分子獨特的振動頻率

當我們談論「振動」，在微觀層面，每一種分子都由原子組成，這些原子彼此之間通過化學鍵連接。這些化學鍵可以想像成小型的彈簧，使原子在其平衡位置附近進行來回的振盪。這些振盪的模式和頻率是由分子的結構、質量和化學鍵的性質決定的。因此，每一種分子都有其獨特的振動「指紋」。

更具體地說，當氣味分子與受體結合時，它的振動能量會使受體內的一個電子進行量子穿隧，從一個位置移動到另一個位置。這種現象是純粹的量子效應，並且在宏觀世界中是不可能發生的。

這意味著，我們的鼻子不僅可以檢測氣味分子的形狀，還可以檢測它們的振動。這解釋了為什麼即使兩種氣味分子在形狀上相似，我們仍然可以輕鬆地區分它們。

探索 DNA 與量子的神秘連結

在生命的繁複網絡中，DNA 扮演著一個至關重要的角色，它不僅是生命的藍圖，更是遺傳信息的儲存庫。這些信息，以 A、T、G、C 四種鹼基的形式，編織成了生命的故事。但是，當我們深入到這個微觀世界時，會發現這些鹼基之間的互動和變化，竟然與量子物理學有著不可思議的關聯。

DNA：生命的密碼與其不變性的迷思

DNA 的結構如同一部精密的機器，由兩條互補的核苷酸螺旋組成，這些螺旋緊密地纏繞在一起，形成了 DNA 的雙螺旋結構。但這部機器並不是永遠不變的。事實上，DNA 會受到各種外部和內部因素的影響，從而發生突變。

　　這些突變可能是由於 DNA 複製過程中的錯誤、化學物質的損傷、病毒的侵入，或是輻射和紫外線的作用。這些突變，有時可能會導致生物體的某些特性發生改變，甚至可能引發某些疾病。

量子物理學：揭示 DNA 的神秘面紗

　　當科學家們試圖解釋 DNA 突變的原因時，他們發現了一個令人震驚的現象：量子穿隧。這是一個在量子物理學中常見的現象，它描述了粒子如何能夠「穿隧」一個看似不可逾越的障礙。在 DNA 中，這種穿隧涉及到質子的移動，這可能會導致鹼基對的改變，從而引發突變。

　　這種穿隧現象在 DNA 中是如此微妙，以至於它很難被直接觀察到。但是，通過使用量子信息理論的工具，科學家們可以更深入地研究這一過程。

量子纏繞：DNA 的微觀舞蹈

　　量子纏繞是一個在量子物理學中常見的現象，它描述了當兩個或多個粒子的量子狀態以某種特定方式相互依賴時，它們之間的特殊關聯。這種關聯是如此強烈，以至於即使這些粒子被分隔得很遠，它們的狀態仍然是相互依賴的。

　　在 DNA 的微觀世界中，這種纏繞現象可能會影響到質子的移動。質子的這種移動不僅可以改變 DNA 的結構，還可能影響其功能。這意味著，量子纏繞可能在 DNA 的複製、修復和其他生物過程中都發揮著作用。這種深入的理解為我們提供了一個全新的視角，來看待 DNA 如何在細胞內工作，以及它如何受到各種因素的影響。

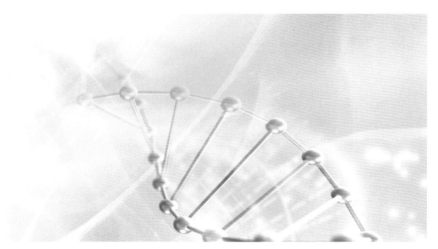

量子糾纏影響 DNA 的複製、修復的過程

重水實驗觀察量子效應的啟示

科學家們一直在努力尋找量子效應在生命過程中的證據,而最近的一些研究結果為我們提供了這方面的有力證據。特別是,當大腸桿菌在重水中培養時,它的自發突變率顯著降低。這一現象背後的原因是什麼呢?

答案可能與量子穿隧有關。在重水中,正常的氫被其重同位素氘所替代。由於氘的質量比氫大,它參與的量子穿隧效應的概率會降低。這意味著,在重水中,DNA 的某些突變,特別是那些由量子穿隧引起的突變,可能會變得不那麼常見。

這一發現不僅為我們提供了量子物理學在生命過程中的作用的直接證據,還揭示了生命在其最基本的層面上是如何運作的。這種知識不僅增強了我們對生命的理解,還可能在未來的醫學和生物技術領域中發揮重要作用。

1.4 量子能量醫學

在探索健康的道路上，我們逐漸認識到，除了生物化學的物質交互作用外，還有一種隱藏的、微妙的能量交互作用在背後運作著。它涉及的不僅是我們可以看到和觸摸的物質，還有那些無形的、微妙的能量場，與我們的身體、心靈和宇宙之間的深層連接。

人體：宇宙中的微型能量場

每一個人都擁有獨特的磁場和頻率，這些磁場和頻率不僅僅存在於我們的身體，更滲透於我們的思想和情感中。每一個細胞、組織和器官都有其特有的磁場和頻率，這些細胞的共振實際上是由 DNA 生成，以光波的形式呈現，被稱為「生物光子」，這些光子不僅僅是光的載體，它們也是信息的傳遞者，指導著我們身體中的生物化學系統。

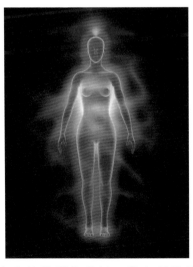

人體像是宇宙中的微型能量場，帶有獨特的磁場和頻率

　　它們彼此間相互作用，形成一個和諧的整體。這種和諧不僅僅是物質的，還有那些無形的、微妙的能量場，與我們的身體、心靈和宇宙之間的深層連接。

　　在《信仰的生物學》一書中，Bruce Lipton 博士深入探討了生命與宇宙之間的微妙連接，他指出：「在這浩瀚的宇宙中，每一個存在，無論是你、我或其他物質，都散發出其特有的能量頻率。」接下來，我們將透過一些具體的例子，來進一步探索這一觀點。

水的神秘語言

　　在《生命的答案，水知道》這本書中，作者江本勝深入探索水在受到不同意識狀態下，展現出不同型態。他將水放在培養皿中，分別給予正面與負面的想法，再觀察其凍結後的晶體形態。

　　當水受到正面思想的影響時，它所形成的晶體結構既和諧又美麗。相反，當受到負面情感的影響時，晶體則顯得雜亂無章，甚至有些畸形。

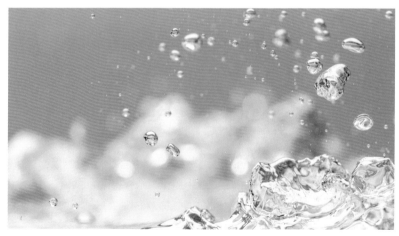

水的結晶會受意識影響而產生改變

這些實驗結果不僅揭示了水的敏感性，更突顯了情感和思想的力量。考慮到我們的身體大部分都是由水組成的，這些發現對我們而言尤為重要。它提醒我們，我們的每一個思想、情感，甚至是言語，都可能對我們的身體和周遭環境產生深遠的影響。

中醫學

中醫學的核心理念建立在「氣」的觀念之上，這是一種在身體內流動，維持著生命活力和健康的生命能量。這股能量沿著 12 經絡循行身體的各個部位，確保每一處都得到充足的氣血供應。

當身體健康時，氣能流暢的在 12 經絡中循環，但若氣的流動受到阻礙或失衡，就可能引發各種健康問題。這些失衡可能源於外部環境的變化，如氣候和季節，或是內部因素，如情感波動、飲食習慣等。

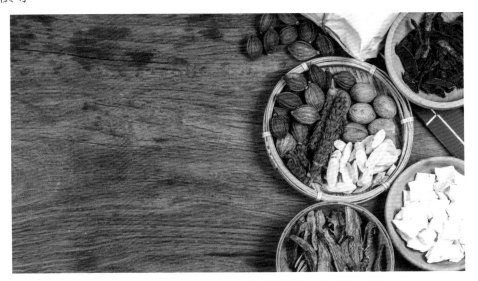

中醫透過中藥疏通氣血，讓身體恢復自然的平衡

為了疏通堵塞的經絡氣血，中醫採用了多種方法來疏通氣的流動，其中最為人所知的包括中藥和針灸調理，讓身體恢復自然的平衡，使氣能夠自由流動，從而達到治療和預防疾病的目的。

能量場

你是否曾經經歷過這樣的情境：當你走進一間房間或接近某人時，你的心情突然變得愉快或沉重？這其實是你的身體在感知和解讀那個空間或那個人的能量場。這種能量交流是相互的，我們可以被他人的能量場所影響，同時，我們也能影響他人。

更令人驚奇的是，當我們深沉地思考某人或某事時，我們所釋放出的能量頻率，有時能夠被遠方的人感受到。例如，你可能突然想起一位久違的朋友，而不久後，他或她就給你打來電話。這不僅僅是巧合，而是因為我們的思想和情感都會產生特定的能量頻率，這些頻率能夠跨越空間，與其他人的能量場產生共鳴。

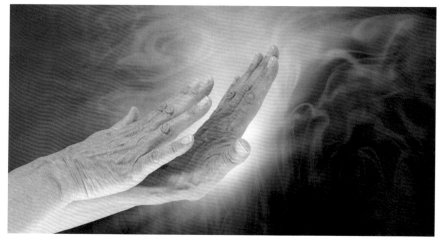

我們可以被他人的能量場所影響，同時我們也能影響他人

這種深層次的交流方式，提醒我們，人與人之間的連接，遠遠超越了語言和行為，它更多地建立在無形的能量交流之上。

肌力測試

肌力測試是一個簡單評估身體內部能量平衡狀態的方法，肌力測試的操作相對簡單，但其背後的原理卻深奧。

最基本的測試方式是要求受試者伸出手臂，然後由另一人施加壓力試圖推下它。在這過程中，受試者可能會被要求思考或發出某些特定的詞彙，例如「愛」或「恨」。當思考正面詞彙時，受試者的手臂可能會顯得更為堅固，難以被推下；而在思考負面詞彙時，手臂可能較易被壓下。

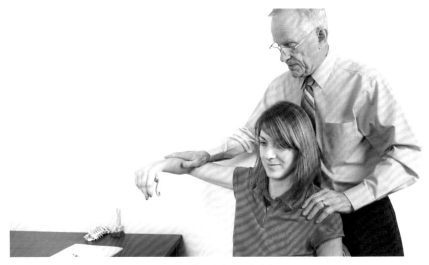

肌力測試示意圖

這種現象揭示了意念和情感的能量如何影響我們的身體。正面的意念和情感似乎能賦予我們更多的力量，使我們在面對外部壓力時更

為堅韌；而負面的意念則似乎會削弱我們的力量。除了詞彙，肌力測試還可以與物品結合。例如，當受試者拿著對其有益的食物時，其手臂的反應可能與拿著不利於其健康的食物時有所不同。

腦波頻率

在探索宇宙的奧秘時，我們經常會被提醒，每一切事物都在振動，都有其特定的頻率。而在這宏觀的宇宙與我們微觀的身體之間，存在著一個神奇的連接——那就是我們的腦波。

腦波，簡單來說，是大腦的電活動所形成的波動。這些電活動以不同的頻率出現，反映了我們的心理和生理狀態。從放鬆的 α 波到清醒的 β 波，再到深度冥想的 θ 波，以及深度睡眠的 δ 波，每一種腦波都與我們的心智活動和健康狀態息息相關。

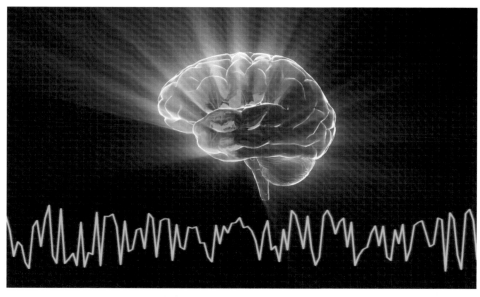

腦波與我們的意識狀態息息相關

　　當我們沉浸在冥想或夢境中，α 波帶領我們進入一個深度放鬆的狀態，頻率約在 7.5 ～ 12.5Hz。這不僅有助於心智的協調和冷靜，更能打開通往更深層次意識的大門，促進身心的整合。

　　而在我們清醒、專注時，β 波成為主導，頻率介於 13 ～ 30Hz，助我們保持警覺和邏輯思考。而 θ 波和 δ 波則分別在夢境和深度睡眠中佔據主導，帶領我們進入更深的心智層次。

　　更為奇妙的是，當我們進行冥想或深度放鬆時，有時我們的腦波會與地球的舒曼共振同步。這種頻率以 528Hz 的速度振動，被認為對我們的身心健康具有許多益處。這種神奇的共振現象似乎暗示，我們的心智不僅與身體，更與整個宇宙都有著深深的連接。

量子視角下的能量醫學

　　量子物理學為我們提供了一個全新的視角，幫助我們理解這種微妙的能量交互作用。在這個視角下，生命不再是靜態的，而是一個動態的、非線性的、自我組織的能量現象。這種能量轉換不僅發生在細胞和器官之間，還與宇宙的每一個角落都有著深深的連接，顯示出我們的每一個思想、情感和行為，都與宇宙的能量場有著直接的連接。

　　想像一下，我們的細胞每秒都在進行大約 100,000 次的生物化學反應，這些反應都受到「生物光子」的指引和調控，但當細胞的振動頻率下降，這些光子的指引功能就會受到干擾，導致生物化學反應的失調，進而影響到整體的健康狀態。

　　在這樣的背景下，能量醫學成為了一個極具前景的領域，它涉及多種與身體能量場相關的系統，以協助恢復和促進健康。儘管這些與

能量相關的療法在當前的生物醫學範疇中仍然受到質疑，但量子物理為它們提供了一個更為合適的解釋理論。從療癒性觸摸、順勢療法到針灸、磁療、生物電磁療法、低週波療法和光照療法，這些能量療法都涉及能量場的連動運作，展現了生命能量的奧秘和潛力。

古老智慧與現代科學的融合

　　古老的治療系統，如中醫裡的「氣」或印度阿育吠陀醫學中的「普拉那」，都是對這種能量的描述。它們認為，這種能量在身體內流動，並且疾病是由於阻塞或失衡所引起。現代的能量醫學，如靈氣和氣功，也認為我們的生命能量與宇宙的生命能量相連。這與量子物理學的觀點相吻合，即物質和能量是相互關聯的，並且在最基本的層面上，它們都是由相同的基本能量組成的。

疾病源於身心靈的不和諧

　　傳統醫學往往只關注疾病的症狀，而忽略了身體背後的能量平衡。量子能量醫學則從一個全新的角度看待健康和疾病。它認為，疾病不僅僅是身體的不適，更是身、心、靈三者之間的不平衡。這種不平衡可能是由於外部環境的壓力，或是內心深處的情感困擾所引起。當身、心、靈三者之間的平衡被打破時，疾病便會出現。但疾病不僅僅是一種不適，更是身體發出的一種訊號，提醒我們需要重新找回那個失落的平衡。

結語：與宇宙的和諧之舞

　　在追求健康的旅途中，我們逐步發現生命不僅僅是生物化學的交互作用，更有包含背後看不見的能量在其中運作。從每個人獨特的

磁場、DNA 所產生的生物光子，到水的晶體結構，再到中醫學中的「氣」，都揭示了生命中的這種微妙能量。

　　這種能量不僅在我們的身體內部流動，更與整個宇宙產生共鳴。量子物理學進一步確認了這一點，它告訴我們，生命是一個動態的、非線性的能量現象。當我們的能量頻率下降，可能會導致生物化學反應的失調，進而影響到我們的健康狀態。因此，恢復和維護能量的平衡，是達到真正健康的關鍵。

　　當我們深入探索這種能量，我們會發現，疾病不僅僅是身體的不適，更是身、心、靈三者之間的不平衡。這種不平衡可能是由外部環境、情感或其他因素引起的。但無論原因為何，重要的是我們如何恢復平衡，與自己的身體和心靈建立和諧的關係。

Chapter 2 氫水的魔法： 21 世紀健康新視角

2.1 氫分子水：21 世紀的醫療與健康革命

氫水：促進健康的新選擇

氫，這種元素簡單而普遍，卻在近年來成為健康領域的焦點。當氫氣與純淨的水結合，我們得到了所謂的「氫水」。這種特殊的水不僅在市場上以各種包裝形式受到消費者的喜愛，更在學術和醫學界引起了熱烈的討論。

氫氣的應用範疇相當廣泛。例如，在深海潛水中，氫氣被納入特殊的呼吸混合氣體（如 hydreliox）以協助潛水員避免減壓病的風險。但值得注意的是，氫氣在治療領域的探索始於上世紀 70 年代。當時的研究揭示，高壓下的氫氣體對於某些動物模型中的皮膚腫瘤和白血病有顯著的治療效果。這一重要發現為氫分子在醫學上的研究鋪設了道路。

那麼，氫水為何受到如此多的關注？首先，其抗氧化的特性使其成為一種有效的自由基清除劑，有助於減少氧化壓力，進而預防多種與氧化壓力相關的疾病，如心血管疾病和糖尿病。更進一步，氫水對於改善胰島素抗性也顯示出潛在的效果，這對於糖尿病患者無疑是一

大利好。而最新的研究更指向其在抗癌領域的可能性，特別是對於肝癌的治療。

　　氫水不只是一種新型的飲料選擇，它在健康和醫學領域中的潛在價值正逐步被揭示。隨著更多的科學研究和臨床試驗，氫水的健康效益將進一步被確認，並在健康領域中發揮更大的影響力。

氫水的命名與製作原理：真氫和假氫

　　氫水是當今健康與營養領域中備受關注的主題，不同國家和地區對它的命名方式也各有不同。例如，日本將其稱為「水素水」，美國則更喜歡稱之為「負氫離子水」，而韓國的叫法則是「負氫離子水素水」。台灣和中國也有它們自己的名稱，包括「負氫離子水素水」和「（富）氫水」。然而，在醫學界，這些產品通常被統稱為「氫水」。

　　氫水的製作過程通常分為兩種主要方法，分別為物理轉化和電解。這兩種方法被俗稱為真氫和假氫，它們各自具有獨特的特點和應用。

真氫

　　真氫水，也稱為物理氫水，源自自然界中的礦物質，例如麥飯石、電氣石、火山石和活性碳等。這些礦物質具有一項重要的特性，即它們能夠轉化水中的分子，生成氫分子。這種轉化過程是自然而然的，不需要外部電源的支援。

　　真氫的一個關鍵特點是，它不容易揮發。當真氫水接觸到空氣時，它能夠保持氫分子的有效性長達 8 小時以上，並且仍然保持其營養價值。這意味著真氫水不僅方便，還有較長的氫濃度維持時間，使其成為一個理想選擇。

假氫

　　假氫，又或稱為電解水，是需要外部電源的支援來製造氫水。簡單來說，是利用電流促使物質進行化學分解的方法。在這一過程中，水分子（H_2O）在電場的作用下被拆分為氫氣（H_2）和氧氣（O_2）。

　　這種水在接觸空氣後相對容易揮發，其氫濃度通常只能維持 30 分鐘至 1 小時左右，然後逐漸流失氫分子。雖然假氫需要外部電源製造，但它也具有其特定的應用場景，例如更適合在需要隨身飲用氫水的情況。

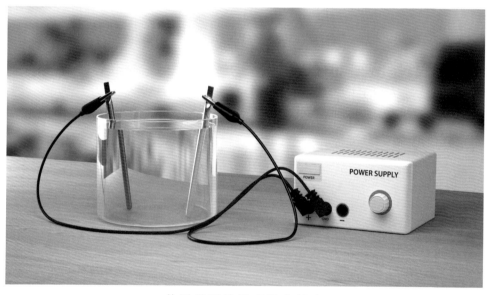

使用電解的原理製作氫水

　　電解過程還會產生酸性和鹼性的離子水。在陽極處，由於氧的產生，水呈現酸性，因此稱為酸性離子水。相對地，在陰極處，由於氫的產生，水呈現鹼性，因此被稱為鹼性離子水或氫水。直到 2010 年，

科學家才發現鹼性電解水中的治療效果其實源於氫氣的作用；其中氫水被認為具有多種潛在的好處，包括減少炎症、支持心血管功能、改善認知能力等，而鹼性水則被認為可以幫助維持身體的酸鹼平衡，減少酸性物質的累積，從而達到促進健康的效果。

　　由於真氫和假氫都有各自的優勢，因此我們必須根據具體需求和應用情境來選擇適合的氫水類型。真氫能長時間維持穩定的氫濃度，更適合居家、辦公環境使用；而假氫可能更適合那些需要隨身即時使用的情況。

奈米氣泡：揭開氫水的微觀之謎

　　當我們探討氫水所帶來的種種好處時，不可忽視的就是它背後的關鍵成分：奈米氣泡。這些極為微細的氣泡，雖然藏匿於水分子之間，肉眼難以察覺，但正是它們賦予了氫水那獨特的治療效果。

　　奈米氣泡之所以特殊，主要得益於其細小的尺寸。這樣的尺寸賦予了其中的氫分子強大的滲透性。這些氫分子不僅能夠輕鬆地通過細胞膜，還能夠深入細胞的內部，直抵粒線體和細胞核。這意味著，當我們攝取氫水時，奈米氣泡中的氫分子能夠迅速地與我們體內的細胞產生互動，從而達到其治療和保健的效果。

　　再者，奈米氣泡的存在也為氫分子在水中提供了一定的穩定性，防止其輕易揮發，確保氫水的功效得以維持。這也是氫水能在一段時間內維持其治療特性的原因。

氫分子：自然界中的抗氧化神器

　　在生命的複雜網絡中，我們的身體每時每刻都在進行無數的生化

反應。這些反應，雖然對維持生命至關重要，但有時也會產生一些不穩定的分子，即所謂的自由基。當這些自由基在體內過量積累，它們可能會對細胞結構和 DNA 造成損害，進而引發氧化壓力，這是許多疾病和老化的主要原因。

為了對抗這些潛在的威脅，我們的身體需要強大的盾牌，即抗氧化劑。在這方面，氫水因其獨特的抗氧化特性而受到專家的高度關注。當氫水被攝取進體內，其中的氫分子會迅速與自由基結合，將其轉化為無害的水分子，從而減少氧化壓力。

然而，氫分子的神奇之處並不止於此。除了其卓越的抗氧化特性，氫分子還在細胞內發揮其他生物效應。有研究指出，氫分子不僅能夠中和有害的自由基，還能調節細胞的信號傳導，促進細胞修復和再生。

更為引人注目的是，與其他抗氧化劑相比，氫分子具有出色的選擇性。它能精確地鎖定最有害的自由基，而不會干擾到對身體有益的自由基。這種選擇性使得氫分子成為一種更安全、更具目標性的抗氧化劑。

自 1975 年 Dole 等人首次揭示氫分子的醫學價值以來，這一領域的研究已取得了長足的進展。隨著科學家對氫分子的深入了解，我們逐漸認識到它在預防和治療各種疾病中的巨大潛力，從而確立了其在現代醫學中的不可或缺的地位。

氫分子的研究發展

氫分子（H_2），在化學上被稱為二氫或氫氣，長期以來被認為是在哺乳動物細胞中的一種惰性氣體。換句話說，它在體溫下似乎與細

胞內的其他物質沒有明顯的化學反應。例如，即使在沒有催化劑的情況下，氫與氧氣也不會發生反應。

　　然而，這並不意味著氫在所有生物體中都是無害的。在某些細菌中，氫會在特定的酶的幫助下被分解，這些酶被稱為氫化酶，它們通常含有鐵或鎳。這種分解反應可以為細菌提供能量，或者作為某些代謝過程的副產物。但在哺乳動物中，我們的基因組中並沒有這種氫化酶的存在。

　　從進化的角度來看，氫產生生物效應可能並不奇怪；從生命的起源到現代生物的演化，氫一直在其中扮演著不可或缺的角色。當我們回顧宇宙的起源，氫是最早形成的元素之一，並且在生命的誕生和發展中起到了關鍵的作用。事實上，氫不僅在宇宙的形成中發揮了作用，它還在生命的起源中擔任了重要角色，並在真核生物的演化過程中產生了深遠的影響。

　　在漫長的演化歷程中，植物和動物與產生氫氣的細菌建立了一種特殊的共生關係。這種關係使得真核生物體內能夠維持一定的氫分子濃度。這種長時間的氫暴露可能使得生物體內保留了對氫的原始反應機制。這些機制可能可以從真核生物中氫化酶的遺傳遺留物中找到線索。

　　更進一步地，我們可以推測，在數百萬年的演化過程中，真核生物可能已經發展出了一種對氫分子的特殊敏感性。這種敏感性可能是生物體為了更好地適應環境而逐步形成的。總之，氫在生命的演化中扮演著至關重要的角色，從生命的起源到現代生物的發展，它都是一個不可忽視的因素。

　　1975 年，貝勒大學與德克薩斯 A & M 的 Dole 等學者在 *Science* 期刊上發表了一篇關於氫分子的研究。該研究報告了高壓氫氣對小鼠黑色素瘤的治療效果。然而，這一發現在當時並未受到科學界的廣泛關注。

　　時隔多年，2007 年，氫分子研究再次成為焦點。Dr. Ohta 的團隊在《自然醫學》期刊上發表了一項突破性的研究，揭示了氫分子對腦梗塞的治療潛力。他們的實驗結果顯示，僅通過吸入 2 ～ 4% 的氫氣，就能夠顯著減少大鼠腦梗塞模型中的腦梗塞體積。更為驚人的是，氫氣的治療效果超越了當時已知的腦梗塞治療藥物埃達拉伏，且氫氣治療完全沒有毒性副作用。

　　Dr. Ohta 團隊的研究還進一步揭示了氫分子的作用機制。他們發現，氫氣在生物體內可以有效地降低有害的羥基自由基濃度，這種自由基是引起細胞損傷和衰老的主要原因。而氫分子的這一特性，使其成為一種強大的抗氧化劑，有助於保護細胞免受氧化損傷，這一發現引起對氫分子在醫學和臨床上的更進一步的探討。

　　從那時起，越來越多的研究開始探索氫的潛在治療和預防效果。這些研究不僅涉及到抗氧化壓力，還包括抗炎、抗細胞凋亡、抗過敏等多種生物學效應。事實上，到 2013 年，已有超過 300 篇關於氫在生物醫學領域的研究發表。

氫分子的安全性探討

　　氫分子在醫學領域的應用已經引起了廣泛的關注，特別是其在治療多種疾病中的潛在效益。然而，任何治療方法的安全性都是首要考慮的因素。

　　根據目前的臨床和基礎研究，氫分子已被證明在數千名人類和動物中是無毒、安全且無副作用的。作為一種天然存在的氣體，氫分子在人體內的代謝過程是迅速且無害的。當人體攝入過多的氫分子，無論是通過吸入還是飲用，它都會迅速從肺部和胃腸道中排出，不會在體內積累。

　　值得注意的是，即使在氫分子的濃度遠超過常規大氣濃度的情況下，也沒有報告出現任何毒性效應。這一點在多次涉及數百人的臨床試驗中得到了確認。在這些試驗中，參與者長時間（6 ～ 18 個月）使用富氫水，並未出現任何不良反應。

　　然而，我們必須明白，任何物質無論其本身多麼安全，都有其使用的限制。高濃度的氫分子，特別是在特定的環境條件下，如高壓或與其他氣體混合，可能會帶來潛在的危險。例如，含有 60％氫分子和 40％氧氣的混合氣體是可燃的，如果不當使用，可能會導致危險。

　　此外，對於某些特定的病患，過多的氫分子攝入可能會影響其治療效果，特別是在需要維持一定氧化壓力平衡的情況下。因此，對於慢性疾病或嚴重疾病患者，使用氫分子前應該進行充分的醫學評估。

飲用氫水的最佳時機

　　隨著晨曦的到來，每一個生命都開始迎接新的一天。對於我們人類而言，早晨是身體和心靈重新啟動的時刻。在這關鍵的時刻，選擇正確的飲品來補充能量和維護健康至關重要，而氫水無疑是其中的一個理想選擇。

　　早晨空腹時，我們的消化系統處於最佳的吸收狀態。此時攝取氫水，可以確保氫分子迅速被身體吸收，從而發揮其多種益處。首先，

氫水可以迅速補充身體所需的能量，幫助我們迅速恢復清晰的思維和集中的注意力，為新的一天打下堅實的基礎。其次，氫水的抗氧化特性有助於保護我們的皮膚免受自由基的侵害，使皮膚在新的一天中保持年輕和有活力。

但是，為何早晨空腹飲用氫水特別重要呢？這是因為在空腹狀態下，胃的 pH 值較低，有助於氫分子的更好吸收。此外，空腹時胃中沒有食物殘渣，這意味著氫分子可以直接與胃黏膜接觸，從而更快地進入血液，發揮其效果。

2.2 氫分子的作用機制

氧化壓力：自由基的起源與影響

在我們的身體中，每一刻都有無數的化學反應正在進行。其中，氧化壓力是一種特殊的反應，它會產生一種名為自由基的化學物質。這些帶有未成對電子的原子，極度不穩定，總是試圖尋找其他電子以達到穩定。在這一過程中，它們可能會攻擊身體的細胞和 DNA，造成損害。當這種損害累積到一定程度時，可能會導致細胞突變，甚至發展成為腫瘤。

在現代醫學研究中，氧化壓力一直被認為是許多疾病的主要原因，從生活方式相關的疾病、癌症到衰老過程，其背後的罪魁禍首都與過多的反應性氧化物種（ROS）有關。這些 ROS 具有強大的細胞氧化能力，可能在短時間內對細胞造成嚴重傷害，如缺血再灌注所引起的急性氧化壓力。

　　儘管我們已經認識到氧化壓力的危害，但目前市面上的許多抗氧化補品並不如人意。事實上，一些補品不僅無法有效預防如癌症、心肌梗塞和動脈粥樣硬化等疾病，反而可能增加患者的死亡風險。這使得尋找一種既安全又有效的抗氧化劑成為了科學家的重要課題。

　　幸運的是，近年來的研究發現，氫分子可能是我們一直在尋找的答案。與傳統的抗氧化劑不同，氫分子具有獨特的特性，使其在抗氧化領域中脫穎而出。首先，它是一種非常溫和的抗氧化劑，不會干擾細胞的正常代謝過程，也不會影響細胞信號傳遞中的 ROS。這意味著，與其他抗氧化劑相比，氫分子的副作用極小，甚至可以說是無害的。

　　此外，氫分子還具有出色的生物膜滲透能力，可以輕鬆穿透細胞組織，直達細胞內部，發揮其抗氧化作用。這一特性使得氫分子在治療應用中具有極大的潛力。

氫水與其他抗氧化劑的比較

　　儘管我們的飲食中含有許多天然的抗氧化劑，如維生素 A、C 和 E，但氫水的效果遠超過它們。事實上，研究已經證明，氫水在對抗自由基方面的能力，比這些維生素高出了驚人的 160 倍。這使得氫水從眾多抗氧化劑中脫穎而出，為我們提供了一個強大而有效的工具，來保護我們的身體免受自由基的侵害。

氫分子與羥自由基結合

　　當我們談論到身體內的氧化損傷，很多人可能會想到自由基。這些小而活躍的分子在我們的身體中四處遊走，可能會對我們的細胞造

成損害。其中，羥自由基是自由基家族中的一員，它特別活躍，能夠對細胞造成嚴重的氧化損傷。

那麼，有沒有什麼方法可以保護我們的細胞免受這種損害呢？答案是有的，那就是氫分子。

氫分子，這個聽起來很簡單的化學物質，實際上擁有一種令人驚訝的能力：它可以與羥自由基結合，從而減少其在細胞中的濃度，保護細胞免受損害。

你可能會想，既然氫分子這麼有用，為什麼我們之前沒有聽說過它呢？事實上，科學家們已經進行了多項研究，證明了氫分子的這一神奇效果。例如，2010 年，Oharazawa 等人的研究發現，使用含有氫分子的眼藥水可以有效地降低視網膜受損區域的羥自由基濃度，從而保護視網膜。

保護免受自由基的傷害

在我們的身體中，有一些微小的分子正在默默地影響我們的健康，它們被稱為「自由基」。這些分子在正常情況下是有益的，幫助我們抵抗疾病和修復受損的細胞。但當它們過多時，可能會對我們的健康造成嚴重威脅。

當自由基和氧化劑的數量過多，會導致一種被稱為「氧化壓力」的現象，對我們的細胞結構造成嚴重損害，包括細胞膜、脂質、蛋白質和 DNA。想像一下，這就像一場內部的風暴，破壞著我們身體的基礎結構。

特別是當這些自由基攻擊細胞膜和脂蛋白時，會引發一系列的鏈

反應，稱為「脂質過氧化」。這不僅會損害細胞，還會產生一些有毒的物質，如丙二醛，這些物質已被證實對細胞有害，甚至可能引發突變。

此外，蛋白質也可能受到攻擊。當它們受到損害時，可能會失去其正常的功能，這對於身體的正常運作是非常危險的。

而「dotOH」是一種非常活躍的自由基，當它在我們的身體中過量生成時，可能會引發一系列的鏈反應，這些反應可能對我們的細胞造成嚴重的損害。想像一下，當一個滾雪球從山頂滾下來，它會變得越來越大，最終可能會造成嚴重的破壞。

氫分子在這個過程中扮演著關鍵的角色，它可以直接與 dotOH 結合，從而阻止這種有害的鏈反應。更具體地說，氫分子可能會在我們身體的脂質區域積累，這些區域正是 dotOH 最初開始其鏈反應的地方。因此，氫分子可以在這些區域「守護」我們的細胞，確保它們不受到自由基的傷害。

多項研究已經證明，氫分子可以有效地減少身體內的氧化標記，這些標記是由於自由基損傷而產生的。例如，當我們的身體受到自由基的攻擊時，可能會產生一些物質，如 4-HNE 和 MDA，這些物質可以作為氧化損傷的「指紋」。幸運的是，氫分子可以幫助我們減少這些「指紋」，保護我們的身體免受傷害。

調控基因表現

氫分子在調節基因表現方面，在我們的身體中扮演著重要的角色。

首先，讓我們簡單解釋一下什麼是基因表現。我們的身體是由數十億個基因組成的，它們是 DNA 中的指令，控制我們身體內發生的一切事情。基因表現是指這些基因如何被活化或抑制，以控制蛋白質的生產。這些蛋白質對於我們的生理功能至關重要，因為它們可以影響細胞的行為，並在我們的身體中執行各種重要的功能。

氫氣如何調節基因表現以改善健康？

氫氣療法是一個引人注目的領域，它以其對基因表現的調節作用而聞名。基因表現是我們身體內基因的活動方式，它控制著細胞內蛋白質的合成，這對我們的生理功能至關重要。現在，讓我們深入了解氫氣是如何影響基因表現的。

抗炎效應和基因表現

在許多炎症性情況下，氫氣通過調節基因表現來發揮抗炎作用。這意味著氫氣能夠減少促炎因子的產生，這些因子在炎症過程中起著關鍵作用。促炎因子包括一系列蛋白質，如 NF-κB、TNF-α、白細胞介素（IL）-1β、IL-6、IL-10、IL-12、CCL2、干擾素（INF）-γ、ICAM-1 和 PGE2。這些蛋白質的過度產生導致疼痛、發燒和不適感，而氫氣的作用是減少它們的生成，從而減輕炎症反應，使我們感到更加舒適。

代謝調節和基因表現

氫氣還能夠影響我們的代謝過程。通過調節基因表現，特別是調節一種叫做「肝臟激素纖維母細胞生長因子（FGF21）」的蛋白質的表現，氫氣有助於我們更有效地處理脂肪酸和葡萄糖。對於肥胖和代

謝問題的人來說，這是一個關鍵性的好消息。

神經保護作用和基因表現

令人驚訝的是，氫氣還可以對我們的神經系統產生積極作用。它通過調節基因表現來刺激胃激素的產生，這些激素在保護我們的神經系統中扮演著重要角色。這就解釋了為什麼一些研究表明，氫氣對神經系統有益。

硝基酪氨酸的影響和基因表現

要了解氫氣對基因表現的影響，我們需要先了解硝基酪氨酸的角色。硝基酪氨酸是一種分子，可以對蛋白質進行修改，尤其是蛋白質中的酪氨酸部分。當這種修改發生時，會生成一種叫做「硝基酪氨酸」的物質。雖然聽起來可能有點複雜，但簡單來說，硝基酪氨酸的生成可能會影響我們身體中許多重要功能。

多項研究表明，無論是通過飲用富含氫分子的水，還是通過吸入氫氣，都可以有效地減少硝基酪氨酸的生成。這意味著，氫氣可以幫助我們的身體抵抗這種可能對蛋白質造成損害的分子。

更重要的是，硝基酪氨酸與許多參與基因表現的蛋白質因子有關。這意味著，通過減少硝基酪氨酸的生成，氫氣可能間接地調節我們身體中的基因表現。

減少自由基過多時導致的細胞損傷

當我們談論身體的健康，「氧化壓力」這個詞彙可能會被提及。氧化壓力是一種由於自由基過多而導致的細胞損傷。但您知道嗎？氫分子在這方面扮演著一個重要的角色，它不僅可以直接減少氧化壓

力，還能夠間接地通過調節我們的基因來提供保護。

首先，氫分子可以啟動一系列的抗氧化系統，這些系統包括了如血紅素氧化酶（HO-1）、SOD、過氧化氫酶等。這些都是身體內的重要酶，它們的主要功能是幫助我們抵抗氧化壓力。

其中，HO-1 是一個特別重要的酶。它的主要功能是將血紅素分解成一氧化碳、游離鐵和膽紅素，這些物質都能夠幫助我們的細胞抵抗氧化壓力。而 Nrf2 則是一個關鍵的蛋白質，它可以啟動 HO-1 和其他抗氧化基因的表現，從而提供更多的保護。

有趣的是，一些研究發現，當小鼠缺乏 Nrf2 時，氫分子對於減少氧化壓力的效果會大大降低。這意味著 Nrf2 在氫分子提供保護的過程中扮演著關鍵的角色。

影響信號傳遞

降低信號傳遞的活性

一些研究發現，氫氣可以作為一種信號調節劑，影響細胞內的信號傳遞過程。例如，氫氣可以通過抑制巨噬細胞中 LPS/IFNγ 誘導的一氧化氮生成，減少 I 型過敏引起的炎症反應。另一研究顯示，氫氣可以降低某些信號傳遞路徑中關鍵蛋白質的活性，這對我們的健康可能具有積極影響。具體來說，氫氣可以減少 FcεRI 相關的 Lyn 蛋白質及其下游信號傳遞分子的磷酸化。這包括 ASK1、p38MAP 激酶、JNK 和 IκB 等分子。這些分子在細胞內的信號傳遞過程中發揮著關鍵作用。

此外，氫氣還能夠抑制一些其他信號蛋白質的磷酸化，包括 MEK、p38、ERK、JNK 等。這些信號蛋白質在調節細胞的生理反應中扮演著關鍵角色。

對抗炎和代謝的積極影響

一些研究還顯示，氫氣可以對炎症和代謝過程產生積極影響。通過抑制特定信號傳遞路徑中的蛋白質磷酸化，氫氣有助於減輕炎症反應，從而改善我們的健康。這對於處理炎症性疾病可能具有重要意義。

在肝臟細胞中，氫氣還有助於減少脂肪酸攝取和脂肪積累，這與抑制 JNK 的活化有關。這意味著氫氣可能對肥胖和代謝問題的人有益。

增加抗氧化酶

氫氣還被認為可以通過增加抗氧化酶如超氧化物歧化酶和過氧化氫酶的活性來提供細胞保護。這些酶可以幫助中和自由基，減少氧化損傷，從而保護細胞免受損害。

抑制細胞凋亡

另一個氫氣的潛在機制是抑制細胞凋亡，這是一種程序性細胞死亡過程。氫氣可以通過阻止 caspase-3 的活化，從而減少細胞凋亡。這有助於維持細胞的完整性和健康。

2.3 抗氧化效應：氫氣的神奇力量

抗氧化效應是氫氣治療的一個關鍵方面。我們將探討氫氣如何平衡細胞中的氧化壓力，這對健康至關重要。

氧化壓力：細胞的隱形敵人

當我們談及身體健康，「氧化壓力」這個詞彙可能不太為人所熟知，但它對我們的身體健康有著深遠的影響。簡單來說，氧化壓力是一種由於身體內某些活性氧分子過多而導致的細胞損害。

這些活性氧分子，如超氧陰離子、羥基等，主要來自於我們細胞內的一些生物過程，例如粒線體呼吸。當細胞受到某種傷害，例如受到外部環境的傷害，它可能會產生過多的這些活性氧分子。這些分子會攻擊細胞的各個部分，包括細胞膜，導致細胞功能受損。

更糟糕的是，當這些活性氧分子過多時，它們會引發一系列的反應，如炎症和疼痛。有時，我們身體內的某些免疫細胞，如中性白血球和巨噬細胞，也會產生這些活性氧分子來攻擊病原體，但過程中可能會誤傷正常細胞。

因此，了解氧化壓力並採取措施來減少它的影響，對於保持我們的健康至關重要。

造成氧化壓力的原因

在我們的生活中，氧化壓力是一個不容忽視的健康問題。它是由於體內自由基和抗氧化劑之間的不平衡所引起的。但究竟是什麼原因導致了這種不平衡呢？以下，我們將深入探討造成氧化壓力的主要原因。

生活習慣影響

- **不良的飲食習慣**：過多攝取加工食品、高糖和高脂肪食物，以及缺乏維生素和礦物質的飲食，都可能增加自由基的產生。
- **吸煙**：煙草中含有大量的有害化學物質，這些物質可以在體內產生大量的自由基，對健康造成嚴重威脅。
- **過度飲酒**：酒精會增加肝臟的氧化壓力，導致自由基的產生增加。
- **缺乏運動**：規律的運動可以幫助身體清除多餘的自由基，而缺乏運動則可能使自由基累積。

環境因素的危害

- **紫外線曝曬**：長時間的日曬不僅會導致皮膚老化，還會在體內產生大量的自由基。
- **空氣污染**：空氣中的有害物質，如 PM2.5、臭氧等，都會導致自由基的產生。
- **化學物質接觸**：長時間接觸某些化學物質，如農藥、工業污染物等，也會增加自由基的產生。

生理與心理壓力

　　長時間的工作、生活壓力和情緒困擾都會導致身體產生更多的自由基。這不僅會影響心理健康，還會對身體造成傷害。

疾病和藥物的角色

　　某些疾病，如糖尿病、心血管疾病等，都會增加體內的氧化壓力。此外，某些藥物在治療疾病的同時，也可能增加自由基的產生。

癌症與氧化壓力

癌症的形成涉及到多種內外因素導致的細胞和分子變化，其中氧化 DNA 損傷被認為是導致癌症的重要因素之一，DNA 作為我們遺傳信息的藍圖，其完整性對於細胞的正常功能至關重要。當 DNA 受到氧化損傷，它的結構和功能都可能受到影響，可能導致染色體異常和致癌基因的活化，引發細胞的異常增殖。

當這些突變累積到一定程度，它們可能會活化致癌基因或使抑癌基因失效，從而促使癌症的形成。長時間的氧化壓力會導致 DNA 修復機制的失效，使得細胞無法正確地修復受損的 DNA，進而增加癌症的風險。

除了體內的氧化壓力，外部環境因素，如紫外線、放射線、某些化學物質和煙草，也可以引起 DNA 的氧化損傷。這些外部因素會增加自由基的產生，進一步加劇氧化壓力，從而增加癌症的風險。

氫氣的抗氧化作用

氫氣，這種我們平常認為只是一種簡單的氣體，事實上，它是一種強大的抗氧化劑。它的獨特之處在於它能夠迅速穿透細胞膜，直接與那些可能損害我們身體的有害自由基進行反應，例如氫氧自由基。更令人驚奇的是，氫氣在這一過程中對我們身體的正常功能和內部環境幾乎沒有任何不良影響。

那麼，這一切是如何實現的呢？當氫氣進入我們的身體時，它會與氫氧自由基進行反應，形成水和氫自由基。接著，這些氫自由基會與其他有害物質進行反應，從而使它們失去對身體的傷害能力。

氫氣對氧化壓力的保護作用

有研究指出，氫能夠提升一種名為超氧化物歧化酶（SOD）的酶的活性。這種酶的主要功能是幫助我們的身體清除有害的自由基。同時，氫還能夠減少脂質過氧化物丙二醛（MDA）的含量，這是一種氧化壓力的指標物質。

更令人驚訝的是，氫不僅在試管內展現了其保護作用，它還能夠在真實的生物體內發揮效果。當心臟或其他重要器官受到傷害時，氫能夠迅速介入，減少氧化壓力，從而保護我們的細胞。實際上，當小鼠吸入氫氣體時，它們體內的氧化壓力平衡明顯下降，並且血管的健康狀態也得到了改善。

氫氣的抗氧化效應機制

氫氣的抗氧化效果不僅僅來自於它直接清除自由基的能力，即使氫氣在體內被完全排除後，它的抗氧化效果仍然持續存在，特別是在低濃度下。這意味著什麼呢？這表明氫氣的作用機制更加複雜，它不僅僅是一個簡單的自由基清除劑。

事實上，氫氣在體內的作用更像是一位指揮家，它可以調節和啟動我們身體內的多種抗氧化信號。例如，它能夠調節一種名為 Nrf2 的細胞核因子，這一因子在我們的身體中扮演著重要的角色，它可以啟動和調節多種與抗氧化相關的基因。

除此之外，氫氣還能夠增強我們身體內的抗氧化酶，如超氧化物歧化酶（SOD）和谷胱甘肽（GSH），這些酶是我們身體的天然防護屏障，它們可以幫助我們抵抗氧化壓力。同時，氫氣還能夠抑制 NADPH 氧化酶的活性，這一酶是產生有害的氫氧自由基的主要來源。

氫氣與粒線體：細胞能量的守護者

當我們談及細胞的能量生產，粒線體扮演著至關重要的角色。想像一下，粒線體就像是細胞內的小型發電廠，在我們的身體中擔任著關鍵的角色。為了確保我們的身體能夠正常運作，粒線體需要持續地產生能量，這種能量被稱為 ATP；而氫氣正是這一過程中的重要夥伴，它能夠活化特定的通道，稱為 ATP 敏感性 K+ 通道（mKATP），有助於調節粒線體的膜電位，還能平衡 NAD+（一種參與 ATP 合成的關鍵物質）。這意味著，氫氣可以幫助粒線體更高效地產生 ATP，從而為我們的身體提供約 90% 的細胞能量。

但是，這個能量生產過程並不是完美無瑕的。在這一過程中，有時會產生一些稱為 ROS 的有害物質。這些物質可能會對粒線體造成損害，從而影響其功能，這就是氫氣發揮作用的地方。

氫氣具有一種獨特的能力，可以幫助粒線體維持其正常功能。它作為一種保護劑，防止粒線體中的電子出現不受控制的洩漏，這種洩漏可能會導致細胞功能受損。簡而言之，氫氣確保了我們的「細胞發電廠」運作順暢，並為我們的身體提供持續的能量。

此外，氫氣還能增加輔酶 Q（CoQ）的濃度。這種物質在 ATP 的生成過程中起到了關鍵作用，確保我們的心臟和其他器官能夠獲得充足的能量。

但氫氣的作用不止於此。它還能調節細胞內的一些信號轉導過程，例如影響細胞凋亡的 Bax 和 caspase 分子的活性。此外，氫氣還能調節自噬，這是一種細胞「自我清潔」的過程，對於維持粒線體的健康平衡至關重要。

氫氣療法：為身體的抗炎力量注入新活力

炎症，這個我們經常聽到的詞，其實是身體的一種自然的防禦反應，旨在保護我們免受外部傷害。但當這種反應變得持續且不受控制時，它可能會對我們的健康造成嚴重威脅。事實上，慢性炎症已被認為是許多常見疾病的主要成因。幸運的是，近年來的研究發現，氫氣在調節炎症反應中起到了關鍵作用。

炎症：身體的雙面刃

當我們談論炎症時，大多數人可能會想到紅腫、疼痛或發熱。但炎症的影響遠遠超出了這些表面現象。在細胞層面，炎症是由一系列複雜的生物反應組成的，其中涉及多種細胞和分子，如巨噬細胞和中性白血球。這些細胞會釋放稱為炎症細胞因子的物質，這些因子在短時間內有助於身體的修復，但長時間的累積可能會對身體造成傷害。

炎症的起源與功能

當我們的身體受到感染、受傷或暴露於有害物質時，炎症反應會立即啟動，這是一種免疫反應，涉及多種細胞和分子。中性白血球、單核球和炎症細胞激素是這一反應的主要參與者，它們的主要任務是識別和清除有害物質，並啟動修復機制。

粒線體：炎症的關鍵角色

近年來，研究人員發現粒線體在炎症反應中扮演了關鍵的角色。粒線體不僅參與能量的產生，還涉及到細胞因子的產生。當粒線體功能受損時，它會產生一種稱為 ROS 的有害物質，這會活化一系列的炎症反應。

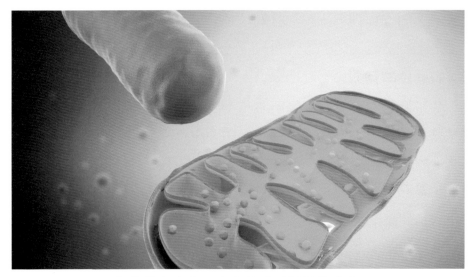

粒線體在炎症反應中扮演了關鍵的角色

炎症的正面與負面

正確的炎症反應是有益的，它可以幫助身體恢復正常。但是，當炎症反應過強或持續太久時，它可能會對身體造成傷害。長時間的炎症可能會導致一些慢性疾病，如心血管疾病、糖尿病和關節炎等。

氫氣：炎症的調節者

氫氣可以直接減少炎症細胞激素的釋放。這些激素，如 IL-1β 和 TNF-α，是炎症反應的主要驅動因子。當它們的濃度過高時，可能會引起過度的炎症反應，導致組織損傷和其他健康問題。氫氣通過減少這些激素的釋放，從而減少炎症的嚴重性。

此外，氫氣還能抑制某些關鍵的炎症信號通路，如 NF-κB。這些信號通路在炎症反應中起到關鍵作用，當它們被活化時，會促使身體

產生更多的炎症細胞激素。氫氣通過抑制這些通路，進一步減少炎症反應。

氫氣與細胞的互動

氫氣對調節性 T 細胞（Tregs）的影響不容忽視。Tregs 是我們免疫系統中的一種特殊細胞，它們在調節免疫反應、維持免疫平衡以及防止過度的炎症反應中起到了關鍵作用。氫氣能夠增強 Tregs 的表現，這意味著它可以幫助身體更好地調節免疫反應，從而減少不必要的炎症。

再者，氫氣對血紅素氧化酶（HO-1）的作用也是其對細胞的另一重要影響。HO-1 是一種參與血紅素分解的酶，其產物膽綠素具有強大的抗氧化作用，能夠保護細胞免受氧化壓力的傷害。氫氣能夠增加 HO-1 的表現，從而增強細胞的抗氧化能力，進一步保護細胞免受傷害。

除此之外，氫氣還能調節細胞內的多種信號通路，如 NF-κB 路徑。這些信號通路在調節炎症、細胞生長和凋亡中都起到了關鍵作用。氫氣通過調節這些信號通路，可以幫助身體維持細胞的正常功能，並減少由於細胞功能失調引起的各種疾病。

2.4 氫水的力量：深入了解其多重益處

在現代社會，我們經常追求更健康、更年輕、更有活力的生活方式。而氫水，這一神奇的元素，正逐漸成為這一追求的核心。從運動

場到醫院，再到美容沙龍，氫水的身影無處不在，它的神奇功效受到了各界的矚目。

　　接下來，我們將深入探討氫水在各個領域中的實際應用，讓我們一同見證它所帶來的神奇效果。

運動員的能量補給

　　對於運動員來說，快速且有效地恢復體能以及減少肌肉疲勞是至關重要的。在這方面，氫水逐漸因為它所帶來的潛在益處，受到科學家和運動員的關注。

　　當運動員進行高強度的運動時，體內的乳酸會增加，這正是導致肌肉疲勞和酸痛的原因。有研究指出，飲用氫水後，可以顯著地減少乳酸的累積。這意味著運動員在劇烈運動後，通過補充氫水，可以更快地緩解肌肉疲勞。

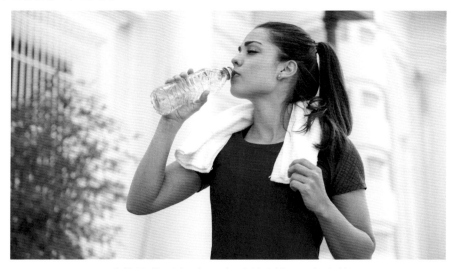

運動後飲用氫水，有助於緩解肌肉疲勞

除了減少乳酸的效果外，氫水還被認為可以加速肌肉組織的修復。這使得運動員在經歷劇烈運動後，能夠在更短的時間內恢復到最佳的體能狀態，為下一次的訓練或比賽做好準備。

促進燒傷傷口癒合

燒傷是一種嚴重的皮膚損傷，其後果不僅局限於皮膚的外觀改變，更重要的是，它可能導致持續的疼痛和長時間的康復過程。在這樣的背景下，氫水的研究和應用為燒傷治療帶來了新的希望。

近期的研究指出，氫水具有促進皮膚細胞再生和修復的能力。這種特性使其在燒傷治療中具有雙重價值：一方面，它可以加速傷口的癒合過程；另一方面，它能夠減少燒傷所引起的疼痛和炎症。

對於燒傷患者來說，氫水不只是一種供應身體所需水分的飲料，更是一種具有治療效果的輔助手段，有助於他們更有效地從傷痛中康復。

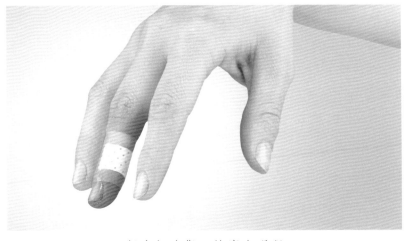

氫水加速傷口的癒合過程

美容應用

　　對於追求美麗的人們，氫水也是一個不可或缺的好夥伴。氫水可以直接作為面部護理的噴霧，幫助皮膚抵抗外界環境中的自由基。自由基是皮膚衰老的一大元兇，它會破壞皮膚細胞，導致皺紋和斑點的形成。氫水的抗氧化特性可以中和這些有害的自由基，從而延緩皮膚的衰老過程。

　　除此之外，氫水還可以作為淋浴水使用，讓全身的皮膚都受益。長期使用氫水沐浴，可以使皮膚質地得到明顯改善，變得更加細膩光滑。對於那些希望改善皮膚狀態，減少皮膚問題的人來說，這無疑是一大福音。

　　而在頭髮護理方面，氫水也有其獨特之處。由於其抗氧化的特性，它可以深入頭髮毛鱗片，幫助修復受損的頭髮，使頭髮恢復健康的光澤。對於那些因為染髮、燙髮等原因導致頭髮受損的人來說，氫水提供了一種有效的護髮方法。

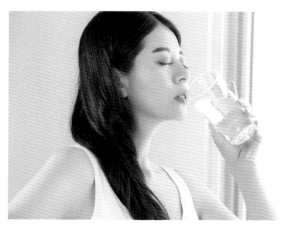

氫水是追求美麗的路上不可或缺的好夥伴

幫助消化

　　當我們談論消化，我們實際上是指身體如何分解食物，將其轉化為能量和營養。這一過程需要消化酶和胃酸的協同作用。氫水中的氫分子，由於其微小的體積和高度的活性，能夠迅速滲透到消化道，幫助分解食物中的複雜分子，使其更容易被身體吸收。

　　飯後的脹氣、胃痛或不適，往往是因為食物沒有被完全分解或消化不良所致。氫水的介入，可以促進食物在胃中的分解，減少未被消化的食物殘渣進入大腸，從而減少脹氣和不適的發生。

　　飯前飲用氫水，可以為胃部提供一層「保護膜」，有助於緩解胃酸對胃黏膜的刺激，同時也為即將到來的食物消化做好準備。此外，氫水還可以促進唾液分泌，進一步幫助食物在口腔中的初步分解。

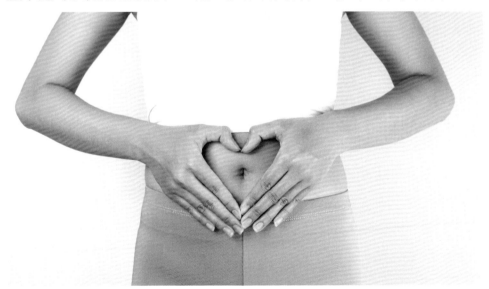

飯前飲用氫水，為即將到來的食物消化做好準備

代謝綜合症

　　代謝綜合症是一種多因素引起的疾病，涉及一系列與身體代謝失調相關的症狀，如高血糖、高三酸甘油酯、低密度脂蛋白（LDL）膽固醇增高、高密度脂蛋白（HDL）膽固醇降低，以及腹部過多的脂肪累積。這些症狀不僅增加了心血管疾病的風險，還可能導致其他健康問題，如 2 型糖尿病。

　　一些臨床試驗和研究結果顯示，富氫水具有調節身體代謝的能力，可能有助於改善代謝綜合症的多種風險因素。包含減少 LDL 膽固醇，一種與動脈硬化和心血管疾病風險增加相關的膽固醇；提高 HDL 膽固醇，一種保護性的膽固醇，可以幫助清除血管中的膽固醇沉積。

改善情緒和平衡自律神經

　　研究表明，富含氫的水可以減少氧化壓力，改善情緒和自主神經功能，並減少焦慮。這一研究針對了健康成年人，結果顯示，多數受試者在連續四週飲用氫水後，生活品質指數有所提高，包括改善睡眠品質、減輕壓力和焦慮等。另一研究顯示，飲用富含氫的水可以增加血清素濃度，這是一種與改善情緒和放鬆相關的神經傳導物質。氫水可能會增加大腦的血流量，這反過來有助於改善心智清晰度和專注力。此外，飲用氫水可以保護免受氧化壓力和自由基損傷，這些都與焦慮和抑鬱有關。

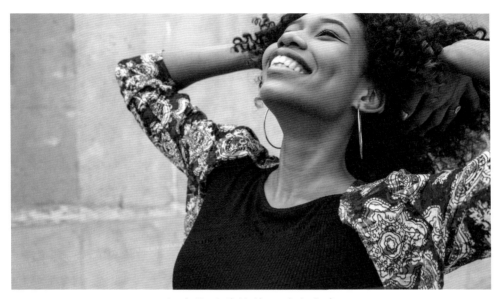

氫水能改善情緒、減少焦慮

抗炎作用與增強免疫系統

　　氫水，由於其獨特的化學結構，被認為具有一定的抗炎特性。炎症是身體對外部刺激的自然反應，但當它持續過長或過度時，可能會對身體造成損害。氫水的潛在效益在於其能夠幫助調節這一反應，使其保持在健康的範圍內。

　　多項研究已經探討了氫水對炎症的影響。其中一些研究指出，氫水可以減少氧化壓力，這是引發炎症的主要原因之一。通過減少氧化壓力，氫水可能有助於預防或減少慢性炎症的發展。另外一些研究證實，飲用富含氫的水可以增加負責對抗細菌、病毒和其他有害物質的白血球的數量。

此外，氫水還可能直接影響炎症途徑。例如，它可能減少促炎分子，如細胞因子的產生。這些分子在身體的炎症反應中起著核心作用，通過減少這些分子的活性，氫水有助於降低炎症的嚴重性。同時氫水還可能活化身體的自然抗炎途徑；這意味著，除了直接減少炎症反應外，它還可能增強身體對感染和疾病的自然防護能力，因此也有增強免疫系統的功能。

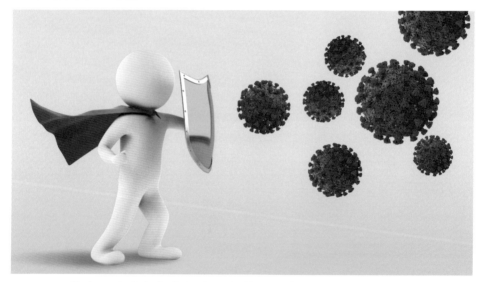

氫水可以減少氧化壓力，這是引發炎症的主要原因之一

減緩抗腫瘤藥物的不良作用

在現代醫學中，順鉑是一種被廣泛應用的抗癌藥物，有效對抗多種腫瘤。但是，就像許多強效的藥物一樣，順鉑也有其副作用。其中最令醫生和患者擔心的是其對腎臟的潛在毒性，這種毒性很可能是由於氧化壓力引起的。

　　近期研究發現，吸入氫氣或飲用富含氫分子的水可以有效地減少順鉑引起的腎毒性。更令人驚喜的是，這種治療方法不僅可以改善腎臟的健康狀態，還可以減少由於藥物引起的其他不良反應，如體重損失。同時，無論是氫氣還是氫水，都不會減弱順鉑的治療效果。這意味著，患者在接受抗腫瘤治療的同時，可以安全地使用氫分子來減少副作用，獲得更好的治療體驗。

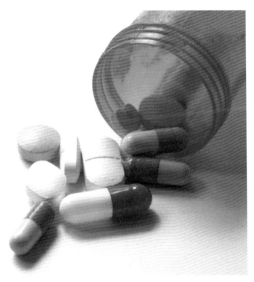

氫水具有減緩抗腫瘤藥物的不良作用

青光眼恢復

　　青光眼的主要特點是眼內壓力增高，可能導致視網膜受損，進而影響視力。近年來，科學家們發現氫分子在治療青光眼方面具有巨大的潛力。氫分子眼藥水是如何製備的呢？簡單來說，它是通過將氫分子溶解在鹽水中製成的。這種眼藥水不僅簡單易製，而且在治療青光

眼方面顯示出了驚人的效果。

在青光眼的發病機制中，眼內壓力的瞬時增加會導致視網膜缺血再灌注損傷，這是一種由氧自由基引起的損傷。這種損傷會使視網膜變薄，影響視力。然而，氫分子眼藥水的應用可以有效地改善這種損傷，並促進視網膜的恢復。更具體地說，當氫分子眼藥水被直接施用到眼睛上時，它可以減少視網膜的氧化壓力，從而減少細胞凋亡和氧化壓力標誌物的生成。此外，它還可以促進視網膜的厚度恢復，改善視網膜的功能。

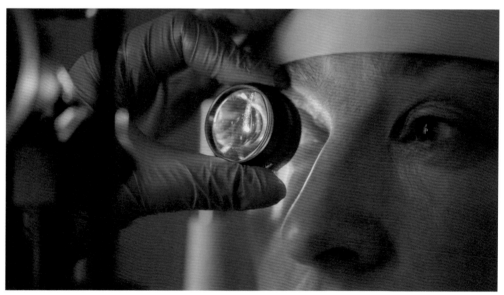

氫水能減少視網膜的氧化壓力

調理腎毒性

　　腎毒性是一種由於某些藥物或其他因素對腎臟造成的損害。一項研究發現，氫離子豐富的水可以減少這種腎毒性。實際上，與未經治療的大鼠相比，這種特殊的水可以減少氧化壓力並改善腎功能。

　　但這還不是全部，另一項研究發現，氫離子豐富的鹽可以對抗腎缺血再灌流傷害，這是一種由於血流暫時中斷而導致的腎臟損害，這種鹽不僅可以減少氧化壓力，還可以逆轉細胞死亡，使腎臟恢復健康。

　　更令人興奮的是，氫氣也被用於血液透析患者的治療，透析液中的高濃度溶解氫氣可以降低患者的血壓，並減少某些炎症反應。

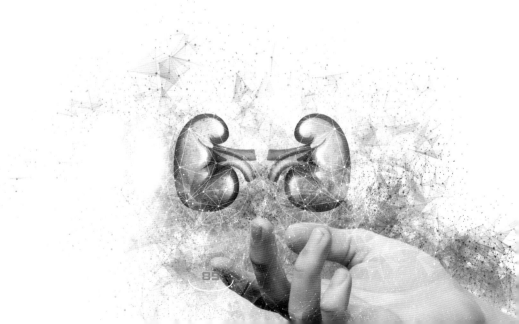

糖尿病

糖尿病是一種普遍的疾病，它不僅影響到我們的血糖濃度，還可能導致各種併發症，其中之一就是皮膚病變。這些病變可能是由於高血糖濃度引起的氧化壓力所造成的。但最近的研究發現，氫氣可能是我們對抗這些病變的新武器。

在一項研究中，科學家發現氫氣可以改善由高葡萄糖和甘露糖引起的氧化壓力對皮膚細胞的損害。這意味著，氫氣可能有助於預防或治療糖尿病引起的皮膚病變。

此外，氫豐富的水也被認為是治療 2 型糖尿病患者腎功能障礙的有效的方法。在體外和體內的研究中，氫豐富的水都顯示出了其效果，特別是在減少腎臟的氧化壓力方面。

更令人驚訝的是，氫氣還可能對糖尿病患者中常見的勃起功能障礙有所幫助。研究發現，氫豐富的鹽可以恢復勃起功能，這可能是通過增加一氧化氮的擴張作用和減少細胞凋亡來實現的。

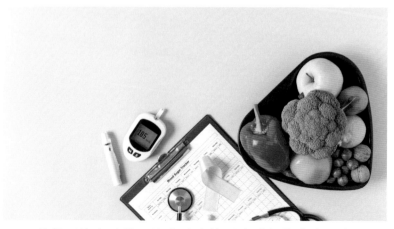

氫氣可能有助於預防或治療糖尿病引起的皮膚病變

氫氣：腦血管疾病的新希望

氫氣的抗炎特性使其成為一種理想的治療選擇。炎症是身體對傷害或感染的自然反應，但當它持續不斷或過度發生時，可能會導致許多健康問題，包括腦血管疾病。氫氣可以幫助減少腦部的炎症，從而減少疾病的風險和嚴重性。

更重要的是，氫氣的治療方式非常安全。與許多其他的治療方法相比，使用氫氣的副作用非常少，這使得它成為一種理想的長期治療選擇。

酵素與發酵液療法：
自然之力的深度探索

　　在大自然的懷抱中，存在著一種神奇的力量，那就是酵素。從古至今，酵素一直是生命運作的核心，它參與著每一個生物體的生理反應，確保生命的正常運作。但是，酵素的存在和功能對於大多數人來說仍然是一個謎。本章的目的，就是揭開這層謎霧，讓讀者深入了解酵素的奧秘。

　　發酵液療法，作為一種古老而又現代的療法，其起源可以追溯到數千年前。古人發現，某些食物在經過一段時間的發酵後，不僅風味獨特，而且具有許多對健康有益的效果。隨著時間的推移，人們開始研究發酵液的製作方法和其對健康的益處，並逐漸形成了一套完整的發酵液療法。

　　在這本書中，我們將從酵素的基礎知識開始，深入探討酵素的定義、功能和在人體中的角色。接著，我們將轉向發酵液的世界，揭示其製作過程、營養價值和對健康的益處。最後，我們將結合酵素和發酵液的知識，深入探討它們之間的關聯，以及如何利用這些知識來改善我們的健康和生活品質。

3.1 食物酵素的基礎知識

食物酵素的定義與功能

　　酵素，這一神奇的名詞，對於許多人來說可能還是一個陌生的概念。但實際上，酵素已經伴隨著我們的生活，並在我們的身體內發揮著不可或缺的作用。

定義

　　食物酵素是一種特殊的蛋白質，其主要功能是作為生物催化劑，促進和加速生物體內的化學反應。這些酵素存在於各種天然食物中，特別是在生食和未經過度加工的食物中。與化學催化劑不同，生物催化劑在加速反應的同時不會被消耗或變質，這使得酵素在生物體內可以持續地進行其催化作用。每一種酵素都有其特定的活性部位，這些部位能夠與特定的受質結合，從而使反應更加順利和迅速地進行。這種特異性確保了酵素在生物體內的各種反應都能夠精確地進行，不會產生不必要的副反應或浪費能量。食物酵素的存在不僅提高了食物的營養價值，還有助於促進消化和吸收，使我們能夠更好地利用食物中的營養成分。

功能

　　食物酵素在人體內的作用是多方面的，且其重要性不容忽視。其最基本的功能是促進食物的消化。當食物進入我們的身體時，食物酵素立即開始工作，協助分解食物中的複雜分子，如蛋白質、碳水化合物和脂肪，使其轉化為更小、更容易被身體吸收的分子。這一過程確保我們從食物中獲得必要的營養成分，並將其轉化為能量。

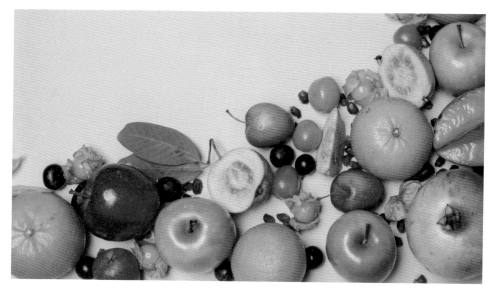

蔬果中富含食物酵素，有助於促進食物的消化

　　食物酵素還參與營養物質的運輸和利用。一旦食物被分解，酵素協助將這些營養物質運送到身體的各個部位，確保每個細胞都獲得所需的營養。此外，酵素還參與細胞的生長和修復，確保身體的正常運作。

　　食物酵素還對免疫系統有所助益。它們協助身體識別和消除有害的病原體，如細菌和病毒，從而保護我們免受疾病的侵害。此外，酵素還參與許多生化反應，如能量產生、荷爾蒙合成和毒素排除，確保身體的健康和平衡。

　　食物酵素還有助於減少消化不良的症狀，如腹脹、胃痛和便秘。由於它們協助食物的快速和有效消化，這可以減少食物在腸道中的滯留時間，從而減少不適的症狀。

在我們的飲食中，食物酵素的來源主要是新鮮的、未經加工的食物，如生水果、蔬菜和發酵食品。然而，由於現代飲食中加工食品的比例增加，許多人的飲食中食物酵素的攝取量可能不足。因此，了解食物酵素的重要性並確保足夠的攝取，對於維護我們的健康至關重要。

食物酵素與人體酵素的區別

食物酵素和人體酵素，兩者在名稱上僅有微妙的差異，但在功能、來源和作用機制上卻存在著顯著的差異。理解這兩者的區別對於我們更好地了解消化過程和身體的營養需求至關重要。

食物酵素，如其名所示，主要存在於我們的食物中，特別是在未經加工的生食和發酵食品中。它們的存在大大提高了食物的營養價值，因為它們有助於分解食物中的複雜營養物質，如蛋白質、脂肪和碳水化合物，使其更容易被身體吸收。這意味著，當我們攝取富含食物酵素的食品時，我們的消化系統可以更輕鬆地獲得所需的營養。

相對地，人體酵素是由我們的身體內部的細胞所製造的。它們存在於我們的每一個細胞中，並參與身體的每一個生物化學反應。從支持細胞生長和修復，到能量的產生和利用，人體酵素在這些過程中都發揮著核心作用。而當我們的飲食中缺乏食物酵素時，身體就必須依賴這些內部製造的酵素來完成食物的消化。

這也帶來了一個重要的問題：當我們的飲食中食物酵素的攝取量不足時，身體是否會因為過度依賴人體酵素而出現問題？答案是肯定的。長時間依賴人體酵素來完成食物消化會使消化系統承受更大的壓力，可能導致消化不良、營養吸收不足和其他健康問題。

因此，為了確保我們的身體能夠順利地進行消化和營養吸收，我們應該確保我們的飲食中含有足夠的食物酵素。這不僅可以幫助我們維持健康的消化系統，還可以確保我們的身體能夠獲得所需的所有營養物質。

食物酵素在人體中的角色

食物酵素，這些微小但功能強大的蛋白質分子，是生命之源的關鍵要素。在人體的每一個細胞和生物過程中，酵素都發揮著核心的作用。它們的存在確保了我們的身體能夠有效地運作，從基本的生命維持到複雜的生物反應。

消化助手

食物酵素在消化過程中的角色是至關重要的，它們是我們身體消化系統中不可或缺的一部分。當我們攝取食物時，食物酵素立即投入工作，開始分解食物中的複雜分子，如蛋白質、脂肪和碳水化合物。這一過程對於我們從食物中獲取必要的營養至關重要，也有助於預防消化不良和相關的健康問題。

食物酵素的作用不僅僅限於分解食物中的大分子，它們還參與調節我們身體的 pH 值，維持消化系統的正常運作。更重要的是，它們增強了營養素的吸收，使我們能夠更有效地利用食物中的營養。

如果缺乏食物酵素可能導致一系列的健康問題，包括消化不良、腹脹、便秘和營養不良等。因此，確保我們的飲食中含有充足的食物酵素是維持健康的關鍵。

我們可以從兩個主要途徑獲得食物酵素：一是我們身體內部自行

生產的酵素，二是我們通過飲食攝取的酵素。後者主要來自於新鮮的水果、蔬菜和發酵食品。烹飪和加工食品會破壞食物中的酵素，因此，為了獲得足夠的食物酵素，日常生活中，可以適量攝取新鮮、未經加工的蔬果食品。

食物酵素在我們身體的消化過程中發揮著不可替代的作用。它們不僅有助於分解食物，提高營養素的吸收，還能夠維持消化系統的健康，預防消化不良和相關的健康問題。

能量轉換

食物酵素在我們身體的能量生產過程中扮演著不可或缺的角色。每一口我們所攝取的食物，都包含了潛在的能量，這些能量需要透過一系列的生物化學反應才能被轉化為身體可利用的形式。食物酵素正是這些反應的催化劑，它們加速和促進這些反應的進行，確保我們的身體能夠迅速和高效地從食物中提取能量。

當我們進食時，複雜的碳水化合物、脂肪和蛋白質首先被分解成更簡單的分子。這一過程主要依賴於食物酵素。例如，當我們攝取澱粉質的食物時，酵素如澱粉酶會開始分解澱粉，將其轉化為糖分子，這些糖分子隨後被運送到細胞中，再透過一系列的酵素催化反應，最終轉化為能量。

食物酵素還確保我們的身體能夠儲存過剩的能量，供未來使用。當我們攝取的熱量超過當前的需求時，這些熱量會被轉化為脂肪並儲存在身體的脂肪細胞中。這一過程也需要酵素的參與。食物酵素在能量的提取、轉換和儲存過程中都發揮著關鍵作用。它們確保我們的身體能夠充分利用食物中的營養，支持我們的日常活動和生理功能。

細胞修復與再生

我們的身體是一個不斷更新和修復的系統。每一刻，數以百萬計的細胞正在死亡，同時也有新的細胞在生成。食物酵素在這一過程中起到了關鍵的作用。當細胞受到損傷，例如因為氧化壓力或外部傷害，食物酵素會促進受損細胞的修復，確保細胞膜的完整性和功能性。

當細胞因老化而終結其生命週期，食物酵素也在場，參與新細胞的誕生。它們守護 DNA 的正確複製，確保新生的細胞健康無瑕。這不只關乎我們的皮膚、頭髮或內臟的健康，更涉及到傷口的癒合、骨折的修復等重要的再生過程。

食物酵素還與多種生長因子和荷爾蒙互動，這些生長因子和荷爾蒙促進細胞的生長和分化。例如，當我們受傷或手術後，食物酵素會加速傷口的癒合，減少疤痕的形成。

一個不可忽視的事實是，食物酵素還參與細胞間的通訊。它們確保細胞之間的信息傳遞是正確的，從而確保身體的各個部分協同工作，維持整體的健康和平衡。

免疫系統的支持

食物酵素在維護和增強我們的免疫系統中扮演著至關重要的角色。當我們的身體遭受外部病原體的侵害，如細菌、病毒或其他外來物質時，免疫系統是我們的第一道防線。食物酵素確保免疫系統能夠迅速且有效地反應，識別和消滅這些威脅。

白血球，作為免疫反應的前線，受益於食物酵素的助力。這些細胞在識別外部威脅並啟動身體的自我保護機制中發揮著關鍵作用。食

物酵素讓白血球能夠及時趕到受感染或受損的地方，發揮其治療效果。

在抗體生成的過程中，食物酵素也起到了關鍵作用。抗體，這種專門的蛋白質，能夠精確地識別並對抗特定的病原體。當身體首次受到某種病原體的攻擊時，食物酵素協助免疫系統製造專對該病原體的抗體，使身體在再次遭遇同樣的病原體時能更快地作出反應。

食物酵素同時也是炎症控制的助手。雖然炎症是身體對傷害或感染的正常反應，過度的炎症卻可能對身體產生副作用。食物酵素確保炎症在發揮其治療效果後能夠得到妥善的控制，確保身體的健康狀態。

排毒功能

在我們的日常生活中，身體不可避免地會接觸到各種有害物質，包括環境污染、食品添加劑、農藥殘留和化學物質。這些有害物質進入體內後，可能會對我們的健康造成威脅，引發各種疾病和身體不適。食物酵素在這一過程中發揮著至關重要的角色。

食物酵素能夠促進身體的自然排毒機制，幫助分解和消除體內的有害物質。它們在肝臟、腎臟和腸道中都有活性，這些器官是身體的主要排毒中心。例如，肝臟是我們的主要解毒器官，它會利用酵素將有害物質轉化為無害的物質，然後由腎臟和腸道排出體外。

此外，食物酵素還能夠提高我們的抗氧化能力，減少自由基對身體的傷害。自由基是一種高度活躍的分子，它們可以攻擊和損害我們的細胞，導致衰老和疾病。食物酵素，特別是那些具有抗氧化性質的酵素，可以中和這些自由基，保護我們的細胞和 DNA 免受傷害。

也因此，食物酵素的排毒功能不僅幫助我們清除體內的有害物質，還能夠增強我們的抗氧化防禦，維護身體的健康和平衡。透過正確的飲食和生活方式，我們可以充分利用食物酵素的這一優勢，為自己創建一個更健康、更有活力的生活。

小結

從以上的內容我們可以得知，食物酵素在人體中的角色是多方面的，它們是我們健康和生命品質的基石。通過了解食物酵素的功能和重要性，我們可以更好地照顧自己，並充分利用這些神奇的分子為我們帶來的好處。在接下來的章節中，我們將深入探討食物酵素的種類和來源，以及如何最大化它們的健康益處。

食物酵素的種類與來源

酵素，這一神奇的生物催化劑，自古以來就在我們的飲食中發揮著不可或缺的作用。它們存在於我們每一口食物中，並在我們的身體內進行著各種生化反應。但你知道酵素有多少種類嗎？它們又是從哪裡來的呢？

酵素的種類（基於功能分類）

食物酵素大致可以分為三大類：消化酵素、代謝酵素和食物中的酵素。

- 消化酵素：這些酵素主要存在於我們的消化系統中，包括口腔、胃和腸道。它們的主要工作是分解食物中的大分子，如蛋白質、脂肪和碳水化合物，使其轉化為較小的分子，以便身體可以吸收。例如，脂肪酶幫助分解脂肪，而澱粉酶則分解澱粉。

- 代謝酵素：這些酵素在細胞內發揮作用，參與身體的各種生化反應。它們幫助轉化和利用從食物中獲得的營養，並參與能量的產生、細胞的生長和修復。例如，DNA 聚合酶參與 DNA 的複製，而 ATP 酶則參與能量的產生。
- 食物中的酵素：這些酵素存在於我們食用的食物中，尤其是生食和發酵食品。它們可以幫助預先消化食物，從而減少身體的消化負擔。例如，凝乳酵素存在於菠蘿中，可以幫助分解蛋白質。

酵素的種類（基於來源分類）

- 動物性酵素：這些酵素來自動物，如胃酶和胰酶。它們在特定的 pH 值和溫度下最為活躍，並在我們的消化系統中發揮作用。
- 植物性酵素：這些酵素來自植物，如凝乳酵素和木瓜蛋白酶。它們在不同的 pH 值和溫度下都能保持活性，並且可以在整個消化過程中發揮作用。
- 微生物酵素：這些酵素由細菌、酵母和真菌產生。由於它們可以在廣泛的 pH 值和溫度下工作，因此它們在工業應用中非常受歡迎，如食品和製藥行業。

酵素的來源

- 新鮮食物中的酵素：最直接和最自然的酵素來源無疑是新鮮的水果和蔬菜。這些食物中的酵素是在植物生長過程中自然形成的，它們有助於植物的生長和營養物質的合成。例如，菠蘿中的凝乳酵素和木瓜中的木瓜蛋白酶都是這些水果自然成熟過程中產生的酵素。這些酵素不僅有助於食物的消化，還能促進營養物質的吸收。

- **發酵食品中的酵素**：發酵食品是另一個酵素的重要來源。在發酵過程中，微生物如酵母和乳酸菌會分泌酵素，這些酵素有助於食物中的糖和澱粉分解成酒精和乳酸。這不僅使食物更易消化，還增加了其營養價值。例如，醬油、味噌和泡菜都是通過發酵過程製成的，它們富含有助於消化的酵素。

- **人體內的酵素**：人體內也是酵素的重要來源。例如，胃和唾液中的酵素有助於食物的消化。這些酵素是由身體根據需要自行合成的，它們確保食物中的蛋白質、脂肪和碳水化合物得到充分分解，從而被身體吸收。

3.2 發酵液的神奇之處

酵素與發酵液：自然界的神奇藥劑

發酵液，一詞在現代健康和營養領域中頻繁出現，但它的起源和意義遠遠超出了當代的範疇。發酵液是一種古老的食品和療法，它的歷史可以追溯到古代文明，當時人們發現某些食物在特定的條件下會發生自然變化，產生新的風味和營養價值。

發酵液的形成是一個自然的生物化學過程，其中微生物如細菌、酵母和黴菌在無氧的環境中分解食物中的有機物質，產生酒精、酸和其他有益的化合物。這一過程不僅可以保存食物，還可以增強其營養價值和風味。

在不同的文化和地區，發酵液的製作方法和成分各不相同。例如，

亞洲的醬油、泡菜和味噌都是使用特定的微生物和原料製作的發酵
液。而在歐洲，酸菜和某些乳酪也是通過發酵過程製成的。

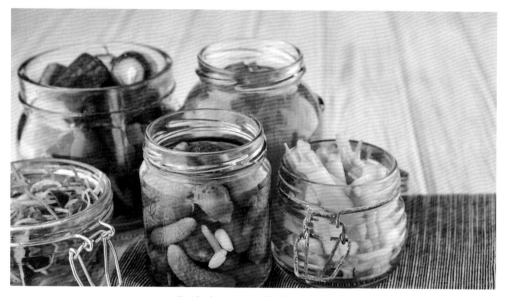

發酵液中含有豐富的酵素

　　但不論其起源和製作方法如何，發酵液都有一些共同的特點。首
先，它們都含有豐富的酵素，這些酵素可以幫助人體消化和吸收食物
中的營養物質。其次，發酵液中的益生菌可以促進腸道健康，幫助維
持腸道微生物的平衡。此外，發酵液還含有多種維生素、礦物質和抗
氧化物質，對於預防多種慢性疾病都有著不可估量的價值。

　　然而，發酵液不僅僅是一種食品或療法。在許多文化中，它還扮
演著重要的社會和宗教角色。例如，日本的酒祭和韓國的泡菜節都是
圍繞著發酵液的製作和享用而舉行的。

發酵液的製作過程

發酵液，一種古老而神奇的液體，自古至今一直被人們用於食品製作和醫療治療。但是，這背後的製作過程是如何進行的呢？

1. 選擇原料

發酵液的製作首先從選擇優質的原料開始。這些原料可以是水果、蔬菜、穀物或其他有機物質。選擇新鮮、無污染的原料是確保發酵液品質的關鍵。

2. 準備發酵介質

原料被清洗、切割後，需要加入適量的水和其他必要的營養物質，如糖、鹽或其他礦物質，以促進微生物的生長和發酵。

3. 添加發酵劑

發酵劑是發酵過程中不可或缺的部分。它可以是自然存在的微生物，如酵母和乳酸菌，或是特定的工業發酵菌種。這些微生物會分解原料中的有機物質，產生酸、酒精和其他有益的代謝產物。

4. 發酵過程

在適當的溫度和濕度條件下，原料在發酵劑的作用下開始發酵。這一過程可能需要幾天到幾周的時間，具體取決於所使用的原料和發酵劑。在此期間，微生物會分解原料中的糖、澱粉和其他有機物質，產生酸、酒精和其他有益的代謝產物。

5. 過濾和提煉

發酵完成後，需要將固體原料和發酵液分離。這通常通過過濾或壓榨的方式進行。得到的發酵液可以直接使用，或進一步提煉以獲得

更高濃度的產品。

6. 保存和儲存

　　為了確保發酵液的品質和有效性，它需要在適當的條件下保存。這可能需要冷藏或添加防腐劑。在正確的儲存條件下，發酵液可以保存數月甚至數年。

發酵液的營養價值

　　近年來，發酵液在健康和營養領域受到了廣泛的關注。但是，它究竟有何營養價值，使其在現代社會中仍然受到如此多的讚譽和追捧？

　　首先我們必須理解發酵液的基本組成。發酵液是由多種有益的微生物、酵素、維生素、礦物質和抗氧化劑組成的。這些成分在發酵過程中相互作用，產生了一系列有益的生化反應，從而使原材料的營養價值得到了極大的提升。

微生物的力量

　　當我們提及發酵液中的微生物，我們實際上是在談論一個龐大的、多樣化的生物群落，這些生物在發酵過程中發揮著至關重要的作用。這些微生物，包括乳酸菌、酵母菌和其他有益的細菌，不僅在發酵過程中起到關鍵作用，而且對我們的健康有著深遠的影響。

　　在發酵過程中，這些微生物會產生大量的代謝物，這些產物對於增強食物的風味和保存性質都非常重要。例如，乳酸菌在發酵過程中會產生乳酸，這不僅可以增加食物的酸味，還可以抑制有害微生物的生長，從而延長食物的保存期限。

更進一步，這些微生物還能夠產生一系列對人體有益的生化物質，如短鏈脂肪酸、多酚和維生素。短鏈脂肪酸，如丁酸和乙酸，已被證明可以促進腸道健康，減少炎症反應，並提高免疫功能。這些物質還可以作為腸道細菌的能源來源，幫助維持腸道微生物平衡。

發酵液中的微生物還可以產生大量的 B 群維生素，如核黃素、菸鹼酸和生物素。這些維生素對於人體的能量代謝和細胞生長都至關重要。例如，菸鹼酸是許多酶的重要組成部分，這些酶在碳水化合物、脂肪和蛋白質的代謝中起到關鍵作用。

更值得一提的是，這些微生物還能夠產生一些具有抗氧化、抗炎和抗腫瘤活性的物質。這些物質可以幫助人體對抗自由基的傷害，減少 DNA 的突變，並抑制癌細胞的生長。

發酵液中的微生物還可以改變食物中的其他營養物質的生物利用度。例如，它們可以分解食物中的植酸，從而增加礦物質如鈣和鋅的吸收。它們還可以產生一些特殊的多醣，這些多醣可以作為益生菌的食物，幫助維持腸道健康。

酵素的活性

酵素是由氨基酸鏈組成的蛋白質分子，它的三維結構確保了其對特定的受質分子具有高度的選擇性。這種選擇性是酵素活性的基礎，它確保了酵素只能催化特定的反應，而不會影響其他不相關的生化過程。

酵素的活性受到多種因素的影響。其中，溫度和 pH 值是最主要的兩個因素。在一定的溫度和 pH 值範圍內，酵素的活性會達到最大。但是，如果超出這個範圍，酵素的活性會迅速下降，甚至可能被永久

性地破壞。這就是為什麼在工業生產和實驗室研究中，控制溫度和 pH 值是非常重要的。

除了這些外部因素，酵素的活性還受到其自身結構的影響。酵素分子中的活性部位是其催化反應的核心區域，它的形狀和電荷分佈都被精確地調節，以確保其與受質分子的完美結合。當這些活性部位受到損傷或被其他分子阻塞時，酵素的活性會受到抑制。

酵素的活性還與其濃度有關。在一定的濃度範圍內，酵素的活性與其濃度成正比。但是，當酵素濃度達到一定的飽和點時，其活性將不再增加。這是因為在這個濃度下，所有的受質分子都已經與酵素分子結合，形成了酵素 - 受質複合體，進一步增加酵素濃度將不會對反應速率產生任何影響。

值得一提的是，酵素的活性還受到一些特定的分子的調控。這些分子可以是金屬離子、小分子共因子或其他蛋白質。它們可以與酵素結合，改變其結構，從而增強或抑制其活性。這種調控機制在生物體中起著至關重要的作用，確保了生化反應的平衡和協調。

- **維生素和礦物質**：維生素和礦物質是人體必需的營養素，它們在維持身體健康和促進生理功能中起著至關重要的作用，而發酵液則提供了豐富的維生素和礦物質，這些營養素在發酵過程中得到了極大的增強和活化。

- B 群維生素的增強：B 群維生素是一組水溶性維生素，包括 B1、B2、B3、B5、B6、B7、B9 和 B12。這些維生素在能量產生、細胞代謝和神經功能中都起著關鍵作用。在發酵過程中，特定的微生物能夠產生和釋放大量的 B 群維生素，使得發酵液成為這些維生素的

豐富來源。

- **礦物質的生物利用度**：礦物質如鈣、鎂、鋅、鐵和硒在發酵液中以更易於吸收的形式存在。發酵過程中，微生物的活動可以將這些礦物質從食物中釋放出來，並將它們轉化為更易於人體吸收的形式。這意味著，與未經發酵的食物相比，發酵液中的礦物質更易於被人體利用。
- **抗壞血酸和維生素 E 的豐富來源**：除了 B 群維生素外，發酵液還是抗壞血酸（維生素 C）和維生素 E 的豐富來源。這些維生素具有強大的抗氧化作用，可以幫助保護身體免受自由基的傷害。

抗氧化劑的保護

　　抗氧化劑是能夠有效中和自由基的化合物群。這些不穩定的自由基分子在尋找並試圖奪取其他分子的電子時，可能會對細胞造成損害。這種損害，稱為氧化壓力，與多種慢性疾病如心血管疾病、癌症、老年癡呆症，以及人體的衰老過程息息相關。

　　發酵液所含的抗氧化劑，例如多酚、黃酮和維生素 C，具有捕捉並中和這些損害性自由基的能力，從而為我們的細胞提供保護。值得注意的是，這些抗氧化劑在發酵過程中的含量往往會上升，因為微生物分解食物中的化合物時，會釋放更多的這些保護劑。

　　每種抗氧化劑都有其特定的結構和功能，並在我們體內的各種生理過程中起到不同的作用。以多酚為例，它是一組含有多個酚基的化合物，對於中和自由基、降低炎症和防止心血管疾病都具有關鍵作用。黃酮，一種普遍存在於植物中的化合物，不僅有助於抗氧化，還能調節免疫、抑制腫瘤生長和促進心血管健康。

更為引人注目的是，發酵液中的抗氧化劑能與其他營養成分產生相互增益的作用。例如，多酚和維生素 C 可以相互加強，提供更為強大的細胞保護。這種增效作用使得發酵液成為一種高效的抗氧化補充品，其效果遠超過單一成分所能達到的範疇。

總之，發酵液的營養價值不僅在於它所含有的營養成分，更在於這些成分如何相互作用，從而產生一種綜合的、有益於健康的效果。這也是為什麼發酵液在許多文化中都被視為一種珍貴的營養補品。在現代社會，隨著人們對健康和營養的認識不斷加深，發酵液的價值只會越來越受到重視。

3.3 發酵液療法的實踐

如何選擇高品質的發酵液

為了選擇高品質的發酵液，我們要了解發酵液的來源和製作過程。一個優質的發酵液應該來自於優質的原料，並且在製作過程中遵循嚴格的品質控制標準。這樣才能確保發酵液中含有豐富的營養成分，並且沒有被污染。

其次是確認發酵液中的糖分含量。過多的糖分不僅會對我們的健康造成負面影響，還會抑制發酵液中有益菌的生長，降低其健康價值。因此，選擇無糖或低糖的發酵液是一個明智的選擇。

以及檢查產品的標籤，了解其成分和營養成分表。一個高品質的發酵液應該含有豐富的益生菌、酵素和其他有益於健康的成分。同

時，我們也應該留意產品是否含有人工添加劑，如防腐劑、色素等，這些成分可能會對我們的健康造成不利影響。

含糖飲食的危害

在現代社會，糖分已經成為了我們日常飲食中不可或缺的一部分。從早餐的果醬吐司、午餐的汽水飲料，到晚餐的甜點，糖分無處不在。然而，過多的糖分攝取對我們的健康帶來了嚴重的威脅。

糖分的過量攝取會導致血糖濃度升高，長時間下來，這將增加患有 2 型糖尿病的風險。高血糖會損傷血管，導致心血管疾病的風險增加。此外，糖分也是蛀牙的主要原因之一，過多的糖分攝取會導致口腔健康問題。

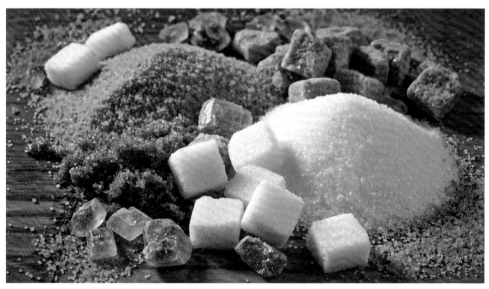

過多的糖分攝取對我們的健康帶來了嚴重的威脅

　　除了上述的健康問題，糖分還會影響我們的情緒和認知功能。糖分會迅速提供能量，使我們感到興奮和活躍，但當血糖濃度下降時，我們會感到疲憊和無精打采。長時間的高糖飲食還可能導致記憶力下降和認知功能受損。

　　糖分不僅僅存在於甜食中，許多加工食品和飲料中也含有大量的隱藏糖。因此，我們在選擇食品時，應該仔細閱讀營養標籤，避免過多的糖分攝取。

　　為了維護健康，我們應該限制糖分的攝取，選擇天然、未加工的食品，並適量運動，以幫助身體消耗多餘的糖分。同時，選擇無糖或低糖的發酵液，可以幫助我們獲得豐富的營養，而不增加糖分的攝取。

發酵液療法的日常應用

　　發酵液療法，這一古老而又充滿現代科學魅力的療法，已逐漸滲透到我們的日常生活中。它不僅是一種健康的飲食方式，更是一種生活態度，追求與自然和諧共生。以下，我們將深入探討發酵液如何在日常生活中發揮其獨特的作用。

早晨喚醒

　　早晨，當城市還沉浸在微微的晨霧中，而你的身體也正從夢鄉中逐漸甦醒，這是一天中最寶貴的時刻。在這個時候，身體和心靈都需要一些特別的滋養來啟動新的一天。

　　發酵液療法在這一時刻展現了其獨特的魅力。每當我們在早晨攝取發酵液，它所含的活性酵素和有益微生物立即開始在我們的身體內

發揮作用。這些微生物和酵素如同小小的工程師，忙碌地修復和維護我們的身體，幫助我們更好地消化和吸收食物中的營養。

更值得一提的是，發酵液中的營養成分，如氨基酸、維生素和礦物質，都可以為我們提供早晨所需的能量。這些營養成分可以幫助我們的身體迅速從夜間的休息狀態轉換到活躍的工作狀態，讓我們在新的一天中充滿活力。

此外，發酵液還有助於平衡腸道菌群，這對於早晨的腸道健康至關重要。一個健康的腸道可以更好地吸收營養，排除體內的廢物，這不僅可以預防消化不良和腹脹，還可以提高我們的免疫功能，幫助我們抵抗各種疾病。

因此，每天早晨，當你打開那瓶新鮮的發酵液，不僅是在享受一種美味，更是在給自己的身體提供一份最好的禮物。這是一種追求健康、追求品質生活的態度，也是發酵液療法帶給我們的一種生活哲學。

午餐後小憩

午餐後的時光，對許多人來說，是一天中最容易感到疲憊和沉重的時刻。這時，身體正在忙於消化剛攝取的食物，而大腦則可能因為食物的分解產物而變得稍微昏沉。發酵液在這一關鍵時刻展現了其獨特的效益。

當我們進食後，身體需要將食物中的複雜分子轉化為簡單的營養物質，以供身體使用。這一過程需要消化酵素的參與。發酵液中含有大量的活性消化酵素，這些酵素可以迅速地幫助分解食物中的蛋白質、脂肪和碳水化合物，從而加速營養物質的吸收，減少消化系統的負擔。

同時，發酵液中的有益微生物，如乳酸菌和酵母菌，可以平衡腸道菌群，促進腸道健康。這不僅可以減少腹脹和消化不良的風險，還可以提高營養素的吸收率，使身體更快地從食物中獲得能量。

為了充分利用午餐後的小憩時間，一杯發酵液飲料可以為你的消化系統提供所需的支持。它不僅能夠促進食物的分解和營養物質的吸收，還能夠維持腸道的健康，預防消化不良和相關的健康問題。這樣，當你重新開始下午的工作或活動時，你將感到更加輕盈和充滿活力。

運動恢復

運動後的身體恢復是每位運動者都關心的議題。無論是輕度的日常運動還是高強度的專業訓練，身體都會經歷一定程度的疲勞和肌肉損傷。此時，發酵液療法可以發揮其獨特的作用，助力身體更快地回復。

發酵液中含有大量的氨基酸，這些氨基酸是肌肉修復的基礎。在運動後，肌肉纖維可能會受到損傷，氨基酸可以幫助修復這些損傷，促進肌肉的再生。此外，發酵液中的營養成分還可以減少肌肉疼痛和疲勞，讓運動者在短時間內恢復體能。

發酵液中的有益微生物也對運動恢復有著不可忽視的作用。運動會增加身體的氧化壓力，產生大量的自由基。發酵液中的有益微生物可以產生抗氧化物質，如多酚，這些物質可以中和自由基，減少其對身體的傷害。此外，這些微生物還可以平衡腸道菌群，提高免疫功能，幫助身體抵抗運動後可能出現的各種疾病。

營養的吸收也是運動恢復的一個重要環節。發酵液中的消化酵素可以幫助分解食物中的複雜分子，如蛋白質、脂肪和碳水化合物，提

高營養素的吸收率。這不僅可以為身體提供必要的能量，還可以促進肌肉的生長和修復。

綜合來說，發酵液療法在運動恢復中發揮著不可替代的作用。它不僅提供了身體所需的營養，還可以幫助身體快速恢復，讓運動者在短時間內重新獲得活力。

晚間放鬆

在繁忙的日常生活中，每個人都渴望在日落時分找到一個角落放鬆身心。發酵液，作為一種天然的健康飲品，正是這一時刻的完美伴侶。當夜幕低垂，城市的喧囂逐漸遠去，一杯暖和的發酵液飲料可以帶給你內心的平靜。

發酵液中含有的多酚具有強大的抗氧化作用。它可以幫助身體對抗自由基的傷害，保護細胞，並延緩衰老過程。在晚間，當身體開始進行自我修復，多酚可以提供額外的支持，幫助皮膚和內臟維持健康。

除了這些營養成分，發酵液的口感也是放鬆的一部分。它的清甜口感可以平衡舌尖的味蕾，當你坐在窗邊，看著星空，品味著發酵液的每一滴，你會發現，這正是你所渴望的那一刻的寧靜。

在這樣的時刻，發酵液不僅是一種飲品，更是一種生活方式，一種追求健康和和諧的哲學。它提醒我們，即使在忙碌的生活中，也要找到一個角落，放鬆自己，與自己和大自然和諧共處。

家庭聚會

家庭聚會或朋友聚餐時，發酵液飲料總是能成為眾人的焦點。這

種獨特的飲品不僅帶有濃郁的風味，還蘊含了健康的秘密。當大家圍坐在一起，分享美食的同時，一杯充滿活性的發酵液飲料能夠為每個人提供消化的支持，讓大家在享受佳餚的同時，身體也能感受到舒適。

發酵液飲料中的有益微生物，如乳酸菌和酵母菌，能夠平衡腸道菌群，提高免疫功能。這意味著在家庭聚會中，每位賓客不僅能夠品嚐到美味，還能夠獲得健康的加持。這樣的飲品，無疑會成為每次聚會的話題中心。

更值得一提的是，發酵液飲料還可以與其他飲品混合，製作出各種特色的雞尾酒或無酒精飲品。例如，將發酵液與新鮮的果汁混合，就可以製作出一杯既健康又美味的飲品。這樣的創意組合，無疑會為家庭聚會增添更多的驚喜。

所以，無論是為了健康還是為了美味，發酵液飲料都是家庭聚會中不可或缺的一部分。它不僅能夠為每位賓客提供健康的支持，還能夠為聚會增添更多的樂趣和驚喜。

3.4 深入探討食物酵素與發酵液的關聯

食物酵素與發酵液的相互作用

在探索酵素與發酵液的神奇世界時，我們首先會遇到一個核心概念：食物酵素與發酵液的相互作用。這一相互作用不僅在生物化學上具有重要意義，而且在我們的日常生活和健康中也扮演著關鍵角色。

　　食物酵素，作為生物催化劑，存在於我們日常食物中，尤其是在未經加工的生食中。它們的主要功能是幫助我們的身體分解食物，從而使營養成分更容易被吸收。而發酵液，則是通過微生物發酵過程產生的，其中包含了大量的酵素、維生素、礦物質和其他有益成分。

　　當食物酵素與發酵液結合時，會發生一系列的化學反應。這些反應不僅可以提高食物的營養價值，還可以增強其風味和口感。例如，傳統的醬油、泡菜和酸奶都是通過這種相互作用製成的。

　　這種相互作用的另一個重要方面是它對我們的消化系統的益處。食物酵素與發酵液中的微生物可以幫助我們的身體更有效地分解食物，減少消化不良和腸胃不適的風險。此外，發酵液中的有益菌也可以促進腸道健康，增強我們的免疫系統。

　　食物酵素與發酵液的相互作用還在食品工業中發揮著重要作用。許多傳統的發酵食品，如酒、啤酒和優格，都依賴於這種相互作用來產生其獨特的風味和質地。而在現代食品工業中，這種相互作用也被用於製造各種新型的發酵產品，如益生菌飲料和發酵蛋白質。

　　除了食品工業，這種相互作用在醫學領域也有著廣泛的應用。許多研究表明，食物酵素與發酵液可以幫助治療各種消化系統相關的疾病，如腸胃炎、腸道感染和消化不良。此外，它們還可以增強我們的免疫系統，幫助我們抵抗各種疾病。

　　總的來說，食物酵素與發酵液的相互作用是一個極其複雜而又引人入勝的領域。透過深入研究這一領域，我們不僅可以更好地理解食物酵素和發酵液的神奇之處，還可以開發出更多的健康產品，為人類的健康做出更大的貢獻。

Chapter
4

量子維度下的生命奧秘：
氫分子與酵素的完美融合

4.1 量子效應與酵素活性

　　量子力學，這一在微觀世界中的基礎理論，對於許多生物化學反應，特別是酵素催化的反應，都有著深遠的影響。在這一部分中，我們將探討量子效應如何影響酵素的結構和催化活性，以及酵素的量子特性及其在生物學中的意義。

量子效應如何影響酵素的結構和催化活性

　　量子效應在近年來已經成為生物化學領域研究的熱點，特別是它如何影響酵素的結構和催化活性。酵素，作為生物體中的生物催化劑，對於各種生化反應都有著至關重要的作用。而量子效應，尤其是波粒二象性和不確定性原理，為我們提供了一個全新的視角來了解酵素的運作原理。

波粒二象性的影響

　　波粒二象性是量子力學中的一個基本概念，它意味著一個粒子同時具有波動性和粒子性。這一特性不僅適用於光子等微觀粒子，也同樣適用於酵素這樣的生物分子。在酵素的催化反應中，波粒二象性使

得酵素和受質之間的相互作用不再僅僅是經典的碰撞模型，而是涉及到更加複雜的波動交互作用。

受質是指在酵素催化反應中與酵素結合並被轉化的分子。酵素通過與受質的特異性結合，降低了反應的活化能，從而加速了化學反應的速率。在量子力學的視角下，受質不再是一個簡單的粒子，而是具有波動性，這使得受質在接近酵素時，能夠通過量子穿隧效應，穿越能量障礙，更快地與酵素結合。這種基於波粒二象性的交互作用使得酵素和受質之間的結合更加緊密，從而提高了催化效率。

不確定性原理的作用

不確定性原理是量子力學的另一個基本概念，它告訴我們，我們不能同時準確地知道一個粒子的位置和速度。在酵素的催化反應中，這意味著酵素和受質的確切位置和速度都是不確定的，這使得酵素有更大的靈活性來適應不同的反應條件，從而提高其催化效率。

穿隧效應的加速作用

穿隧效應是量子力學中的一個重要現象，它描述了粒子在沒有足夠能量的情況下，仍然可以穿越一個能障的過程。在酵素的催化反應中，這意味著即使反應的活化能量很高，酵素仍然可以通過穿隧效應來加速反應。這一現象在許多生物體的生命活動中都發揮著重要的作用，例如在 DNA 的複製和修復過程中。

量子效應對酵素結構的影響

除了影響酵素的催化活性，量子效應還對酵素的結構產生影響。由於酵素分子中的電子是波動的，這使得酵素分子的結構在某種程度

上是不確定的。這種不確定性使得酵素分子具有更大的靈活性，從而能夠更好地適應不同的反應條件。

　　量子效應對酵素的結構和催化活性都產生了深遠的影響。這些影響不僅提高了酵素的催化效率，還使得酵素能夠在更加複雜和多變的條件下發揮作用。隨著科學技術的發展，我們將能夠更加深入地了解量子效應在酵素催化反應中的作用，從而開發出更高效的酵素催化劑和生物技術應用。

酵素的量子特性及其生物學意義

　　當酵素分子在進行化學反應時，其中的電子需要從一個位置移動到另一個位置。在經典物理學的框架下，這一移動是通過跨越能量障礙來實現的。但在量子物理學的框架下，電子可以通過穿隧效應來瞬間穿越這一能量障礙。這一效應大大加速了酵素的催化反應，使其達到了與經典物理學預測不同的速率。

　　此外，量子效應還影響了酵素分子的電子分布。在酵素的活性部位，電子的分布是非常特定的，這確保了其能夠與受質分子正確地結合，並進行高效的催化反應。量子效應使得這一電子分布更加靈活，允許酵素在不同的環境條件下保持其催化活性。

　　這些量子效應不僅影響了酵素的催化活性，還影響了其結構。酵素分子是由多個氨基酸殘基組成的，這些殘基之間通過氫鍵和其他非共價鍵相互作用，形成了特定的三維結構。量子效應使得這些非共價鍵更加靈活，允許酵素分子在進行催化反應時進行必要的結構調整。

　　綜合來說，量子效應為我們提供了一個全新的視角來了解酵素的

結構和功能。這一視角不僅有助於我們更好地理解酵素的催化機制，還為我們提供了開發新型酵素催化劑和生物技術應用的可能性。

4.2 量子生物學視角下的氫分子與酵素交互作用

氫分子，作為宇宙中最輕、最小的分子，其在生物體中的作用一直是科學家們研究的熱點。近年來，隨著量子生物學的興起，氫分子與酵素之間的關係逐漸受到了更多的關注。

氫鍵與酵素活性的關係

酵素，這一生物體內的生物催化劑，其功能與結構之間的關係一直是科學家們研究的重點。在這其中，氫鍵扮演著至關重要的角色。那麼，氫鍵到底是什麼？它與酵素活性又有何種深厚的聯繫？讓我們一同探索。

氫鍵的基本概念

氫鍵是一種特殊的分子間互動，它不同於我們常見的共價鍵。想像一下，當一個氫原子與一個電負性強的原子（例如氧或氮）結合時，氫原子上的電子會被吸引到那個電負性強的原子那裡。這種情況下，氫原子就好像變得稍微「正面」一些，因為它失去了一些電子。而這個帶正電的氫原子會被另一個電負性的原子吸引，形成一種輕柔但非常重要的連接，我們稱之為「氫鍵」。這種連接在自然界中扮演著關鍵角色，不僅在水分子中，還在許多生物分子中都有其存在。

氫鍵在酵素中的角色

　　酵素是生物體中的小型化學工廠，它們負責加速許多生命所需的化學反應。而「氫鍵」則負責確保酵素的工作效率和準確性。在酵素內部，有一個特殊的「活性部位」，這就像是酵素的「工作區域」。這個部位是由一些特定的氨基酸組成的，而這些氨基酸之間的氫鍵就像是一個隱形的手，確保酵素能夠正確地折疊，並且與其他分子正確地互動。

　　想像一下，當酵素需要將兩個分子連接起來時，它的活性部位會像一個磁鐵一樣，吸引這兩個分子。這時，氫鍵就會形成，確保這兩個分子能夠正確地對齊，然後連接在一起。因此氫鍵不僅僅是酵素結構的一部分，它更是酵素工作的核心力量，確保每一次的化學反應都能夠順利進行。

氫鍵與酵素的穩定性

　　氫鍵不僅在加速化學反應中起到關鍵作用，它還是確保酵素正常工作的重要因素。簡單來說，酵素是一種特殊的蛋白質，它需要保持特定的形狀才能正常運作。這種特定的形狀，或我們稱之為「三維結構」，在很大程度上是由氫鍵保持的。但是，當酵素處於極端的環境，如過熱或太酸的情況下，這些氫鍵可能會受到損害，使酵素不能正常工作。這就好比一座橋的支柱被破壞，整座橋都可能崩潰。

氫鍵與酵素的選擇性

　　酵素的一個重要特性是其選擇性，即它只能催化特定的反應。這一選擇性很大程度上是由酵素的活性部位的形狀和大小決定的，而這

些特性則是由氫鍵確定的。換句話說，氫鍵確保了酵素只與特定的受質結合，從而確保了其選擇性。

從上述討論中，我們可以看到氫鍵在酵素結構和功能中的核心地位。它不僅確保了酵素的穩定性和選擇性，還參與了催化反應的每一步。因此，對氫鍵的深入了解對於理解酵素的工作機制至關重要。

氫分子如何穩定酵素分子的三維結構

酵素，這一生物體內的生物催化劑，其功能與其三維結構密切相關。一個酵素的三維結構確保了它能夠正確地與其受質結合，從而進行有效的催化反應。但這種結構是如何被維持的呢？近年來，科學家們發現氫分子在這一過程中扮演著關鍵角色。

氫分子的基本性質

氫分子，由兩個緊密結合的氫原子構成，擁有宇宙中最簡潔的分子結構。其結構之小巧，使其具有出奇的滲透能力，能夠迅速地深入至其他分子之中。更為引人注目的是，氫分子擁有卓越的抗氧化特性。這意味著它不僅能夠有效地中和有損害潛能的自由基，還能保護其他分子免受其侵害。

氫分子與酵素的交互作用

當氫分子進入酵素分子的內部時，它會與酵素中的氫鍵進行交互作用。這種交互作用增強了氫鍵的穩定性，從而穩定了酵素的三維結構。此外，氫分子的抗氧化性質使其能夠捕捉酵素內部的自由基。自由基是一種高度活躍的分子，它們會破壞酵素的結構和功能。因此，氫分子的存在確保了酵素在進行催化反應時不會被自由基破壞。

氫分子的穩定作用與酵素的功能

　　酵素的效能與其獨特的三維結構緊密相關。一旦這種結構受到損害，其催化特性便會受到影響。氫分子在這裡扮演了一個守護者的角色，確保酵素結構的完整性，從而維護其功能性。這意味著，有了氫分子的協助，酵素在進行化學反應時不僅效率提高，而且其選擇性也得到了增強。

4.3 量子生物學與發酵

從微觀到宏觀：量子理論在發酵過程中的角色

　　發酵，作為一種古老而自然的過程，長久以來一直被人們用於製造各種食品和飲料。然而，隨著科學的進步，我們開始意識到發酵過程中存在著一些微妙而複雜的互動，這些互動在量子層面上發揮作用。量子理論，作為物理學的一個分支，研究的是物質的微觀性質，特別是在極小尺度上的行為。當我們將量子理論應用於發酵過程時，會發現一些驚人的現象。

　　量子效應，如量子糾纏和穿隧，可能在微生物的代謝過程中起到關鍵作用。這些效應可以使酵母菌和其他微生物更有效地將糖和其他有機物質轉化為酒精、乳酸和其他有用的化合物。這意味著，通過利用量子效應，我們可以實現更高的發酵產率，從而生產出更多的營養和益生菌。

　　在量子層面上，微生物、酵母和細菌等生物體的行為受到量子效

應的影響。這些效應，如量子穿隧和量子糾纏，可能會影響這些生物體如何互動、消耗能量以及進行代謝過程。例如，量子穿隧效應允許粒子通過它們通常不能越過的能量障礙。在發酵過程中，這可能意味著某些化學反應可以在比傳統方法更低的能量條件下進行，從而提高發酵效率。

此外，量子效應還可能影響微生物如何感知和響應其環境。這意味著，通過利用量子效應，我們可以更精確地控制發酵過程，從而獲得所需的產品特性和品質。例如，某些微生物可能能夠利用量子效應來優化其營養攝取，從而提高產品的營養價值。

量子理論還提供了一種新的方法來理解和控制發酵過程中的能量流動。在傳統的觀點中，能量在發酵過程中是逐步釋放的。然而，從量子角度看，能量可能會以波的形式流動，這意味著它可以在不同的時間和地點同時存在。這種能量流動的方式可能會影響發酵過程的效率和結果。

量子角度解析發酵對健康的裨益

從量子角度看，發酵不僅是一種化學過程，還是一種能量轉移過程。當微生物分解有機物質時，它們會釋放出量子能量，這些能量可以被人體吸收，從而提供抗氧化和免疫增強的效果。此外，量子效應還可能影響益生菌的生長和繁殖，使它們在腸道中更加活躍，從而提高消化效率和營養吸收。

例如，發酵過程中的某些酶可能利用量子穿隧效應來加速其催化反應。量子穿隧是一種允許粒子穿越能量障礙的現象，而不需要足夠

的能量來克服這一障礙。這意味著，酶可以在低能量條件下進行催化反應，從而提高發酵效率。

　　從健康的角度看，發酵食品中的益生菌可以幫助維持腸道微生物平衡，這對於消化和免疫系統的健康至關重要。而從量子角度看，這些益生菌可能通過量子效應來優化其代謝過程，從而更有效地生產營養物質和其他有益化合物。

　　發酵食品還富含抗氧化物質，這些物質可以幫助捕捉自由基，從而保護細胞免受氧化損傷。自由基是一種高度活躍的化學物質，可以損傷細胞和 DNA，導致衰老和多種疾病。從量子角度看，抗氧化物質可能通過量子效應來增強其捕捉自由基的能力，從而提供更強大的抗氧化保護。

　　此外，發酵還可以產生許多生物活性化合物，如多酚、生物胺和肽。這些化合物在量子層面上可能具有獨特的性質，使它們在體內發揮更強的生物活性。例如，某些發酵產物中的肽可能通過量子效應來增強其與受體的結合，從而提高其生物利用度和生物活性。

　　總的來說，從量子角度解析發酵對健康的裨益提供了一個全新的視角，幫助我們更深入地理解發酵如何影響我們的健康。

4.4 量子氫酵素的應用領域

　　量子氫酵素結合了量子力學、氫氣療法和酵素技術的先進知識，為現代生物科學和醫學帶來了革命性的突破。隨著研究的深入，量子氫酵素在多個領域中的應用前景日益受到關注。

食品與營養

由於其獨特的量子特性，量子氫酵素可以提高食品的營養價值，使其更易於消化和吸收。例如，某些食品中的蛋白質和維生素可能難以被人體消化，但在量子氫酵素的作用下，這些營養物質的生物利用度可以得到顯著提高。這意味著，消費者可以從相同份量的食物中獲得更多的營養，這對於那些需要特定營養補充的人群，如孕婦、兒童和老年人，尤為重要。

營養學長期以來一直在探索如何更好地利用食物中的營養成分。傳統的食品加工和烹飪方法雖然可以提供美味的食物，但在這一過程中，許多營養物質可能會被破壞或流失。量子氫酵素的出現為這一問題提供了一種新的解決方案。由於其獨特的量子特性，這種酵素可以在低溫和低壓條件下進行催化反應，從而保留食品中的營養成分，使其更易於被人體吸收。

食品中的蛋白質、維生素和礦物質對人體健康至關重要。然而，這些營養物質的生物利用度受到多種因素的影響，如食物的加工方法、儲存條件和烹飪方式。量子氫酵素可以提高這些營養物質的生物利用度，使其更容易被人體消化和吸收。例如，某些食品中的蛋白質可能難以被人體消化，但在量子氫酵素的作用下，這些蛋白質可以被更有效地分解和利用。

量子氫酵素還可以用於食品的保存和加工。在食品工業中，防腐劑和添加劑經常被用來延長食品的保質期和改善其口感。然而，這些化學物質可能對人體健康造成潛在的危害。量子氫酵素提供了一種自然而又高效的方法來保存食品，不僅可以延長食品的保質期，還可以

保留其原始的風味和營養價值。

在現代社會，隨著人們生活節奏的加快和飲食習慣的改變，營養不均衡和飲食相關疾病越來越普遍。量子氫酵素可以作為一種營養補充劑，幫助人們獲得足夠的營養，從而促進健康和預防疾病。例如，量子氫酵素可以增強食品中的抗氧化劑，幫助人體抵抗自由基的攻擊，從而延緩衰老和預防多種疾病。

養生與健康

量子氫酵素的抗氧化特性使其成為一種極其有效的自由基清除劑。自由基是一種高度活躍的分子，它們在人體內可以攻擊細胞，導致細胞損傷，進而引發多種疾病。量子氫酵素能夠迅速和有效地中和這些自由基，從而保護細胞免受損害，延緩衰老過程，並預防多種與氧化壓力相關的疾病。

在現代社會，由於生活節奏加快、工作壓力增大和環境污染等因素，許多人都面臨著各種健康問題。這些問題往往與體內的氧化壓力有關。量子氫酵素，作為一種強大的抗氧化劑，可以幫助人體抵抗這些有害因素，從而維持健康。

量子氫酵素還可以促進人體的新陳代謝。新陳代謝是人體內所有生化反應的總和，它確保了我們的身體能夠正常運作。量子氫酵素可以優化這些生化反應，使其更加高效和平穩，從而提高身體的元氣活力，增強免疫力，並促進健康的生長和發育。

對於運動員和健身愛好者來說，量子氫酵素還可以幫助提高運動表現。運動會增加體內的氧化壓力，這可能會導致肌肉疲勞和損傷。

量子氫酵素可以減少這些氧化損傷，加速肌肉恢復，並提高運動耐力。

在飲食方面，量子氫酵素可以幫助人體更好地吸收和利用食物中的營養物質。傳統的飲食方式可能無法提供足夠的營養，尤其是對於那些有特殊飲食需求的人群。量子氫酵素可以優化消化和吸收過程，使身體能夠充分利用食物中的營養，從而維持健康和活力。

心理健康同樣重要，而量子氫酵素在這方面也有所裨益。研究發現，這種酵素可以調節神經傳導物質的作用機制，從而改善情緒和認知功能。這意味著量子氫酵素可能有助於減輕壓力、焦慮和抑鬱，並提高注意力和記憶力。

4.5 量子氫酵素的日常應用

量子氫酵素作為一瓶健康養生飲料，在日常生活中的應用範疇遠不止於單純的飲用。其獨特的結合了量子力學、氫氣療法和酵素的特性，使其在多個領域都有著出色的表現。

日常養生保養

量子氫酵素飲料的日常飲用不僅是一種生活方式，更是一種追求健康和優質生活的選擇。每一滴飲料都蘊含著科學與自然的智慧，為我們的身體帶來無數的益處。

當我們提到量子氫酵素飲料，首先想到的可能是它清新的口感和健康的效益。實際上，這款飲料所帶來的好處遠遠超出了我們的想

象。每天定時飲用可以幫助身體獲得必要的營養，促進新陳代謝。其中的氫分子有助於中和體內的自由基，減少氧化壓力，從而達到延緩衰老的效果。同時，量子效應使得酵素更加活躍，能夠更好地參與身體的各種生化反應，提高身體的整體健康狀態。

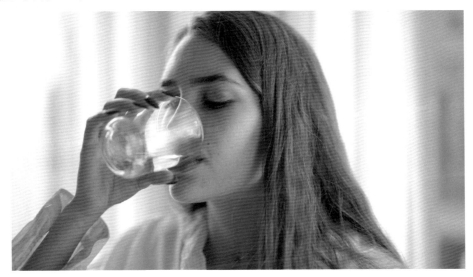

日常飲用有助於促進新陳代謝

　　量子氫酵素飲料中的氫分子是一種強大的抗氧化劑，它可以迅速滲透到細胞內部，與自由基發生反應，形成水分子排出體外。這一過程不僅可以保護細胞免受氧化損傷，還可以提高細胞的活性，使其更加健康和有活力。長時間飲用，可以有效減少身體的氧化壓力，延緩衰老過程，使皮膚更加光滑細膩，身體更加健康有活力。

　　而量子效應則是這款飲料的另一大特色。它可以使酵素在分子層面上產生共振，提高酵素的活性和效率。這意味著，當我們飲用量子氫酵素飲料時，體內的酵素可以更快地參與各種生化反應，幫助身體

更快地獲得營養，提高新陳代謝速度。長時間飲用，可以有效提高身體的能量代謝，促進食物消化和營養吸收，使身體更加健康和有活力。

除了上述的健康效益，量子氫酵素飲料還有其他的好處。例如，它可以調節體內的酸鹼平衡，維持正常的體液環境；可以促進血液循環，提高身體的免疫力；還可以提高腦部的活性，增強記憶和思維能力。這些好處都是基於量子氫酵素飲料中的氫分子和量子效應所帶來的。

美容護膚

量子氫酵素飲料在美容護膚領域的應用已經引起了廣泛的關注。其獨特的成分結合，不僅提供了深層的滋潤，還能夠對抗多種皮膚問題，為愛美人士帶來了全新的護膚體驗。

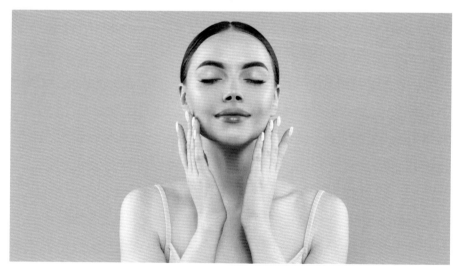

氫水是一種美容護膚的保養品

　　氫分子作為一種強大的抗氧化劑，能夠有效地中和皮膚表面和深層的自由基。自由基是導致皮膚老化、皺紋和斑點的主要原因之一。長時間的紫外線曝曬、環境污染和生活壓力都會增加自由基的生成。量子氫酵素飲料中的氫分子可以迅速與這些自由基結合，形成無害的水分子，從而減少其對皮膚的傷害。

　　除了抗氧化效果外，量子氫酵素飲料還能夠促進皮膚細胞的新陳代謝。酵素是生命體內進行各種生化反應的催化劑，對於皮膚細胞的生長和修復起著至關重要的作用。量子效應使得酵素在飲料中的活性得到了增強，能夠更好地參與皮膚的代謝過程。這不僅可以幫助去除老化的角質層，還能夠促進新生皮膚細胞的生成，使皮膚更加光滑細膩。

　　對於乾燥和敏感的皮膚，量子氫酵素飲料也有著出色的滋潤效果。氫分子可以深入皮膚底層，補充細胞所需的水分，減少皮膚的乾燥和緊繃感。同時，酵素的活性也有助於平衡皮膚的油脂分泌，減少皮膚的油膩感和粉刺的生成。

　　對於色斑和痘痘等常見的皮膚問題，量子氫酵素飲料也有著獨特的治療效果。氫分子可以深入皮膚底層，促進血液循環，幫助排除體內的毒素和廢物。這不僅可以減少色斑的形成，還能夠促進痘痘的癒合，減少痘痘留下的疤痕。

　　在日常的護膚程序中，量子氫酵素飲料可以作為一款補充品，與其他護膚產品一起使用，以達到最佳的效果。無論是清晨的喚醒，還是晚上的深層滋潤，量子氫酵素飲料都能夠為皮膚帶來全天候的護理。

運動健身

運動健身已成為現代人追求健康生活的一部分，而量子氫酵素飲料正是這一健康趨勢的完美結合。對於運動愛好者來說，量子氫酵素不僅提供了必要的營養補給，還能夠在運動前後發揮其獨特的效果，幫助身體更好地適應運動的挑戰。

運動過程中，身體會產生大量的乳酸和自由基。這些物質會導致肌肉疲勞，減少運動效能，甚至可能導致運動傷害。量子氫酵素飲料中的氫分子具有出色的抗氧化特性，可以迅速中和這些有害物質，減少肌肉疼痛，加速恢復。這意味著，飲用量子氫酵素飲料的運動員可以更快地回到運動場上，繼續他們的訓練。

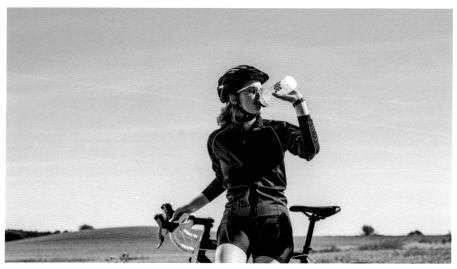

飲用量子氫酵素飲料有助於減少肌肉疼痛、加速恢復

不僅如此，酵素的活性也在運動中發揮了關鍵作用。酵素參與了身體的許多生化反應，包括能量的產生和利用。在劇烈運動中，身體

對能量的需求增加，這時酵素的作用就顯得尤為重要。量子氫酵素飲料中的酵素可以提高身體的能量代謝，使運動員在運動中獲得更多的能量，從而提高運動表現。

運動健身不僅僅是對身體的挑戰，還是對心理的考驗。長時間的運動訓練會使運動員感到疲勞和壓力。量子氫酵素飲料中的氫分子可以減少氧化壓力，提高身體的抗壓能力，幫助運動員更好地應對訓練中的壓力。

除了提供能量和減少疲勞，量子氫酵素飲料還有助於運動員的身體恢復。運動後，身體需要時間和營養來修復受損的肌肉和組織。量子氫酵素飲料中的酵素和氫分子可以加速這一過程，幫助運動員更快地恢復到最佳狀態。

量子氫酵素飲料還可以作為運動補給品使用。在長時間的運動中，身體會失去大量的水分和電解質。量子氫酵素飲料可以迅速補充這些失去的營養，幫助運動員維持體內的水分和電解質平衡，從而提高運動效能。

4.6 結語

量子效應在生物學領域的應用已經開始改變我們對生命過程的認識。這一微觀世界的現象，不僅可以提高酵素的催化活性，更能深入揭示生命活動的本質。當我們談論到酵素，我們實際上是在談論生命體內所有化學反應的核心驅動力。而量子效應為這些反應提供了一種更加高效和精確的方式。

　　氫分子在生物體中的角色也不容忽視。作為一種強大的抗氧化劑，它可以穩定酵素的結構，保護我們的細胞免受自由基的傷害。這意味著，氫分子不僅可以延長酵素的壽命，還能增強其活性，從而提高我們身體的整體健康狀態。

　　量子生物學為我們提供了一個全新的視角，幫助我們更深入地理解發酵過程。發酵不僅是一種古老的食品製作技術，更是一種生命力的展現。通過量子生物學，我們可以更精確地控制發酵過程，從而生產出更有益健康的食品。

　　當我們將這些先進的科學技術結合起來，就誕生了量子氫酵素這一健康養生飲料。它不僅融合了量子效應、氫分子和酵素的優勢，更在食品營養、養生保健、運動恢復等方面展現出了巨大的應用潛力。

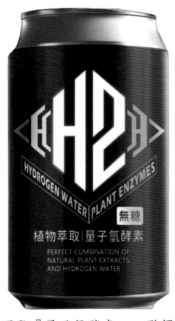

滙豐生技跨領域研發『量子氫酵素』，引領新一代保健養生風潮

　　量子力學已經不再是一個遙不可及的學問，它正在逐步融入我們的日常生活，為我們的健康帶來革命性的進步。量子氫酵素正是這一科學發展的具體體現。隨著科學研究的不斷深入，我們有理由相信，這一結合了多學科知識的嶄新飲品，將為人類在健康、飲食和生活品質上帶來前所未有的改變。

Chapter 5 附錄：滙豐生技跨領域研發「量子氫酵素」，引領養生保健潮流

5.1 滙豐生技：從台灣到奧運，從台灣展望國際的養生保健之路

滙豐生技簡介

滙豐生技作為量子氫酵素跨領域技術的開創者，匯聚了業界尖端的科研技術，致力於不斷推進量子氫酵素的研發和創新。憑藉著自主研發優勢，持續提供保健養生領域的創新解決方案，其中包括了 100 度牛奶氫水、吸氫機、氫面罩等創新保健產品，深受使用者的喜愛，代表了該領域的最高品質。

這一系列的量子氫酵素養生飲品結合了量子力學、氫氣療法和酵素技術的先進技術，為現代生物科學和醫學帶來了革命性的突破，廣泛應用於食品營養、養生保健、運動營養等多個領域。同時經過專業第三方 SGS 檢測（詳見第 5 章檢測報告），確保它們符合最高的品質標準。

滙豐生技以其卓越品質和前瞻性的技術，持續引領著保健科技的發展。這不僅體現在技術創新上，同時也展現在提供給消費者的產品創新上，隨著研究的深入，量子氫酵素在多個領域中的應用前景日益受到關注。

創新研發熱氫水、活性氧洗滌機，積極參與國際招商（2016～2017）

　　滙豐生技於 2016 年成立，始終秉持著創新研發的理念，致力於推動氫科技的發展。成立初期，滙豐生技便以熱氫水的創新研發成為注目焦點，吸引了日本醫學博士平良一彥的特地專訪，他對滙豐的成就深表讚許與推崇。

　　隨著氫水的國際市場推廣，滙豐生技不僅因應各國不同水質製作濾芯，更積極參與國際招商展覽，將氫分子醫學應用成效發表於世界舞台。2017 年成功研發活性氧洗滌機家庭衛生產品，榮獲台灣新型專利、SGS 檢驗認證，並取得歐盟環保專利，成為具有去除農藥、大腸桿菌、腸病毒等多項功能的新一代家用清潔工具。

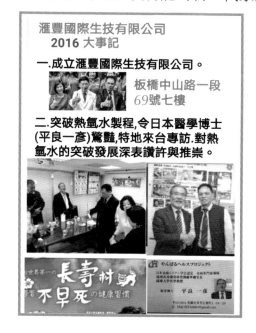

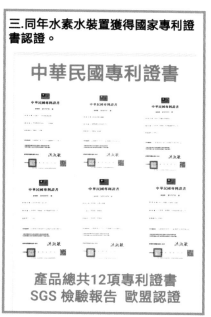

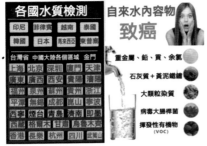

四.積極展開對亞洲周邊國家(中國,印尼,泰國,馬來西亞,菲律賓,韓國.日本,緬甸)進行水質檢測與相關探討,以上檢測均展現各國水質均潛藏含重金屬,石灰質等超標參數,逐積極採取行動,推廣氫水在各國市場應用。

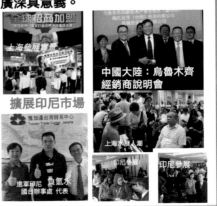

滙豐國際生技有限公司
2017 大事記
一.參加中國大陸,印尼兩國之大型招商巡迴參展,發表氫對醫學的應用及成效,足跡遍及各大省市,對氫水的推廣深具意義。

開啟氫水革命:跨足多領域應用,成為新聞媒體焦點(2018)

2018 年,滙豐生技進一步拓展其研發與生產領域,包括工業、畜牧業、養殖業、園藝業等多個領域的氫分子應用產品。同時推出了多款氫水產品,包括氫水杯、吸氫機、各式氫水機,改變國人飲用水的習慣,推廣氫對人體的幫助,引起華視、台視等新聞媒體進行專題報導。

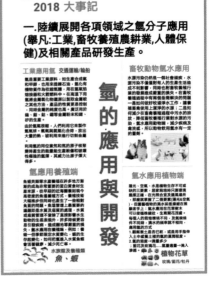

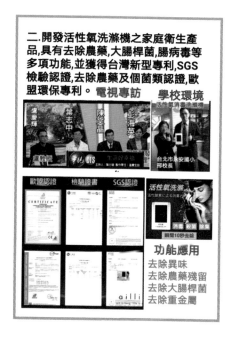

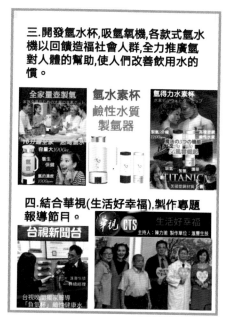

贈愛回饋：贈送氫水機造福學校，同時推出氫面膜、氫滾珠瓶新品（2019）

2019 年，滙豐生技研發了具有美白修護及保養功效的氫面膜，並推出氫分子一條根痠痛滾珠瓶，舒緩肩頸痠痛效果顯著。同時積極參與回饋社會，贈予北市永安國小直立式氫水機，為學校提供更健康、安心的飲水環境。

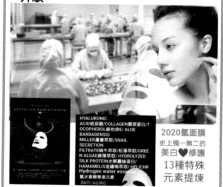

二.研發氫分子一條根痠痛滾珠瓶,讓有肩頸痠痛症狀獲得者舒緩與止痛效果顯著。**突破傳統一條根**

三.研發隨身行動式多功能吸氫以及喝氫,養眼,護耳製氫機 輕巧攜帶方便,讓氫能更貼近人群,成為日常的貼身保健產品。

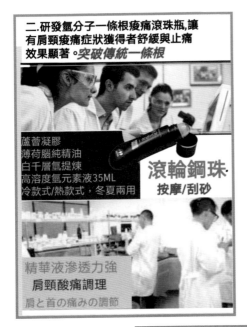

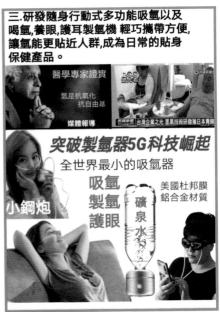

五.為顧慮到學童飲用水安全,贈予北市永安國小直立式氫水機,使學童能飲用到健康氫水。

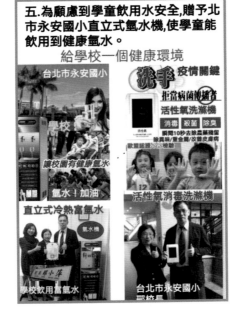

榮獲 2021 東京奧運指定飲品殊榮，引爆全球氫水養生風潮（2020 ～ 2021）

2020 年滙豐生技再度創新突破，成功研發氫鈦牛奶機，獲得多國氫分子醫學專家的肯定。同時，推出隨身行動式多功能吸氫、喝氫、互眼、互耳製氫機，將氫更貼近人群，成為日常的貼身保健產品。同年並創立吸氫體驗中心，提供免費吸氫體驗，為各年齡層的使用者帶來身心放鬆、減輕生活壓力、保養身體的全方位健康體驗。

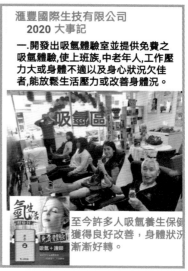

2021 年，滙豐生技與東森全球連鎖平台合作，全力推廣全民喝氫水，並獲得東京奧運指定氫水飲品的殊榮。

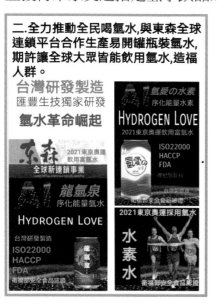

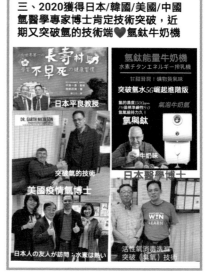

攜手日本跨國研發「量子氫酵素」，舉辦國際論壇，啟動新保健時代（2022 ～ 2024）

2022 年，滙豐生技再度創新研發氫面罩，以負離子氫氣蒸氣為基礎，為用戶提供更多元的美容保養選擇。2023 年，滙豐生技與日本展開合作，進行氫水與無糖酵素融合研究，將不同領域的專業知識結合，不斷研發更多創新產品的可能。

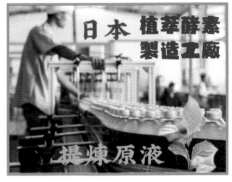

2024 年，滙豐生技再次引領潮流，創新研發「量子氫酵素」，這項前瞻性的技術成果將為未來的保健科技發展打開新的局面。同年，滙豐生技聯合日本博多吉田博士共同舉辦論壇，推廣氫酵素到新的高度，促進更多跨國合作與知識交流。此外，「量子氫酵素」亦榮獲 SGS 認證，展現了滙豐生技在品質上的保證與承諾。

滙豐生技，持續以卓越品質和前瞻性的技術引領著氫科技的發展，未來將持續不懈地為消費者提供更美好、更健康的生活體驗。

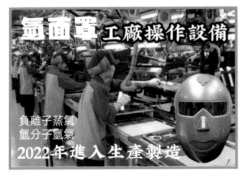

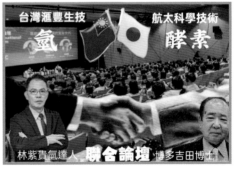

5.2 SGS 檢驗報告

食品實驗室-台北
FOOD LAB-TAIPEI
測 試 報 告
Test Report

Page: 1 of 6

滙豐國際生技有限公司
台北市忠孝西路一段7號11F

報告編號： AFA23906888
報告日期： 2023/10/17

產品名稱：	氫水植物酵素
樣品包裝：	請參考報告頁樣品照片
樣品狀態/數量：	常溫/4件
產品型號：	—
產品批號：	—
申請廠商：	滙豐國際生技有限公司
申請廠商地址/電話/聯絡人：	台北市忠孝西路一段7號11F/0985-271-978/賴先生
生產或供應廠商：	—
製造日期：	—
有效日期：	—

以上測試樣品及相關資訊係由申請廠商提供並確認。

收樣日期：	2023/10/04
測試日期：	2023/10/04
測試結果：	-請見下頁-

蔡政家

蔡政家 / 經理
台灣檢驗科技股份有限公司
報告簽署人

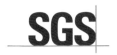

食品實驗室-台北
FOOD LAB-TAIPEI
測 試 報 告
Test Report

滙豐國際生技有限公司
台北市忠孝西路一段7號11F

報告編號： AFA23906888
報告日期： 2023/10/17

測試項目	測試方法	測試結果	定量/偵測極限(註3)	單位
熱量	[4*碳水化合物+4*粗蛋白+9*粗脂肪]大卡	0.0	---	Kcal/100mL
能量	[17*碳水化合物+17*粗蛋白+37*粗脂肪]千焦	0.0	---	KJ/100mL
ⓧ 粗蛋白	AOAC 992.15 (1992) Crude Protein in Meat and Meat Products Including Pet Foods	未檢出	0.1	g/100mL
ⓧ 粗脂肪	CNS 5036 食品中粗脂肪之檢驗方法(修訂日期：73年1月14日)	未檢出	0.1	g/100mL
ⓧ 飽和脂肪酸總量	衛生福利部102年11月28日部授食字第1021950978號公告訂定食品中脂肪酸之檢驗方法(MOHWO0014.00)	未檢出	0.05	g/100mL
ⓧ 反式脂肪酸總量	衛生福利部102年11月28日部授食字第1021950978號公告訂定食品中脂肪酸之檢驗方法(MOHWO0014.00)	未檢出	0.05	g/100mL
碳水化合物	100*密度-(粗蛋白+粗脂肪+水分+粗灰分)	0.0	---	g/100mL
ⓧ 糖類	CNS 12634水果及蔬菜汁飲料檢驗法-糖類之測定(HPLC法)(修訂公布日期：95年4月19日)	未檢出	0.5	g/100mL
ⓧ 水分	CNS 5033 食品中水分之檢驗方法(修訂日期：73年1月14日)	99.4	0.1	g/100mL
ⓧ 粗灰分	CNS 5034 食品中粗灰分之檢驗方法(修訂日期：73年1月14日)	未檢出	0.1	g/100mL
鈉	AOAC 984.27 (1986) Calcium, Copper, Iron, Magnesium, Manganese, Phosphorus, Potassium, Sodium and Zinc in Infant Formula.	0.5	0.2	mg/100mL

SGS Taiwan Ltd.
台灣檢驗科技股份有限公司

3F, 125, Wu Kung Road, New Taipei Industrial Park, Wu Ku District, New Taipei City, 248016, Taiwan / 248016 新北市五股區新北產業園區五工路 125 號 3 樓
t (886-2) 2299-3939   f (886-2) 2299-1687

www.sgs.com.tw

Member of SGS Group

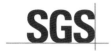

食品實驗室-台北
FOOD LAB-TAIPEI
測 試 報 告
Test Report

Page: 3 of 6

滙豐國際生技有限公司
台北市忠孝西路一段7號11F

報告編號：　AFA23906888
報告日期：　2023/10/17

測試項目	測試方法	測試結果	定量/偵測極限(註3)	單位
⊗ 反式脂肪酸	---	---	---	---
⊗ 9-反式-十四碳烯酸(9t-14:1)	衛生福利部102年11月28日部授食字第1021950978號公告訂定食品中脂肪酸之檢驗方法(MOHWO0014.00)	未檢出	0.05	g/100mL
⊗ 9-反式-十六碳烯酸(9t-16:1)		未檢出	0.05	g/100mL
⊗ 6-反式-十八碳烯酸(6t-18:1)		未檢出	0.05	g/100mL
⊗ 9-反式-十八碳烯酸(9t-18:1)		未檢出	0.05	g/100mL
⊗ 11-反式-十八碳烯酸(11t-18:1)		未檢出	0.05	g/100mL
⊗ 9,12-反式十八碳二烯酸(9t,12t-18:2)		未檢出	0.05	g/100mL
⊗ 9-順式,12-反式-十八碳二烯酸(9c,12t-18:2)		未檢出	0.05	g/100mL
⊗ 9-反式,12-順式-十八碳二烯酸(9t,12c-18:2)		未檢出	0.05	g/100mL
⊗ 9,12,15-反式-十八碳三烯酸(9t,12t,15t-18:3)		未檢出	0.05	g/100mL
⊗ 9-反式,12-反式,15-順式-十八碳三烯酸(9t,12t,15c-18:3)		未檢出	0.05	g/100mL
⊗ 9-反式,12-順式,15-反式-十八碳三烯酸(9t,12c,15t-18:3)		未檢出	0.05	g/100mL
⊗ 9-順式,12-反式,15-反式-十八碳三烯酸(9c,12t,15t-18:3)		未檢出	0.05	g/100mL
⊗ 9-順式,12-順式,15-反式-十八碳三烯酸(9c,12c,15t-18:3)		未檢出	0.05	g/100mL
⊗ 9-順式,12-反式,15-順式-十八碳三烯酸(9c,12t,15c-18:3)		未檢出	0.05	g/100mL
⊗ 9-反式,12-順式,15-順式-十八碳三烯酸(9t,12c,15c-18:3)		未檢出	0.05	g/100mL

SGS Taiwan Ltd.
台灣檢驗科技股份有限公司

3F, 125, Wu Kung Road, New Taipei Industrial Park, Wu Ku District, New Taipei City, 248016, Taiwan / 248016 新北市五股區新北產業園區五工路 125 號 3 樓
t (886-2) 2299-3939　　f (886-2) 2299-1687　　　　　www.sgs.com.tw

Member of SGS Group

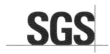

滙豐國際生技有限公司
台北市忠孝西路一段7號11F

報告編號： AFA23906888
報告日期： 2023/10/17

測試項目	測試方法	測試結果	定量/偵測極限（註3）	單位
⊗ 飽和脂肪酸	---	---	---	---
⊗ 四烷酸(4:0)	衛生福利部102年11月28日部授食字第1021950978號公告訂定食品中脂肪酸之檢驗方法(MOHWO0014.00)	未檢出	0.05	g/100mL
⊗ 六烷酸(6:0)		未檢出	0.05	g/100mL
⊗ 八烷酸(8:0)		未檢出	0.05	g/100mL
⊗ 十烷酸(10:0)		未檢出	0.05	g/100mL
⊗ 十一烷酸(11:0)		未檢出	0.05	g/100mL
⊗ 十二烷酸(12:0)		未檢出	0.05	g/100mL
⊗ 十三烷酸(13:0)		未檢出	0.05	g/100mL
⊗ 十四烷酸(14:0)		未檢出	0.05	g/100mL
⊗ 十五烷酸(15:0)		未檢出	0.05	g/100mL
⊗ 十六烷酸(16:0)		未檢出	0.05	g/100mL
⊗ 十七烷酸(17:0)		未檢出	0.05	g/100mL
⊗ 十八烷酸(18:0)		未檢出	0.05	g/100mL
⊗ 二十烷酸(20:0)		未檢出	0.05	g/100mL
⊗ 二十二烷酸(22:0)		未檢出	0.05	g/100mL
⊗ 二十三烷酸(23:0)		未檢出	0.05	g/100mL
⊗ 二十四烷酸(24:0)		未檢出	0.05	g/100mL

備註：
1. 測試報告僅就委託者之委託事項提供測試結果，不對產品合法性做判斷。
2. 本報告共 6 頁，分離使用無效。
3. 若該測試項目屬於定量分析則以「定量極限」表示；若該測試項目屬於定性分析則以「偵測極限」表示。
4. 低於定量極限/偵測極限之測定值以未檢出或陰性表示。
5. 本檢驗報告之所有檢驗內容，均依委託事項執行檢驗，如有不實，願意承擔完全責任。
6. 密度： 0.994 g/mL
7. 粗蛋白以氮係數 6.25 計算。
8. 本次委託測試項目(熱量、粗蛋白、粗脂肪、飽和脂肪酸、反式脂肪酸、碳水化合物、糖類、鈉、水分、粗灰分、密度、能量)
   由SGS食品實驗室-高雄執行(AVO23A00580)，Ⓚ為通過衛生福利部認證項目。

- END -

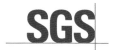

食品實驗室-台北
FOOD LAB-TAIPEI
測 試 報 告
Test Report

滙豐國際生技有限公司
台北市忠孝西路一段7號11F

報告編號： AFA23906888
報告日期： 2023/10/17

樣品照片

AFA23906888

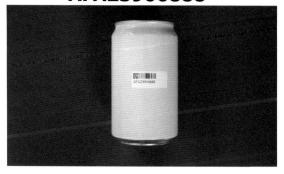

SGS Taiwan Ltd.
台灣檢驗科技股份有限公司

3F, 125, Wu Kung Road, New Taipei Industrial Park, Wu Ku District, New Taipei City, 248016, Taiwan ／248016 新北市五股區新北產業園區五工路 125 號 3 樓
t (886-2) 2299-3939   f (886-2) 2299-1687

www.sgs.com.tw

Member of SGS Group

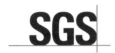

食品實驗室-台北
FOOD LAB-TAIPEI
測 試 報 告
Test Report

以下為申請廠商委託測試項目、測試方法、定量/偵測極限：

AFA23906888

測試項目	測試方法	定量/偵測極限
熱量	[4*碳水化合物+4*粗蛋白+9*粗脂肪]大卡	詳見測試結果之定量/偵測極限
⊗ 粗蛋白	AOAC 992.15 (1992) Crude Protein in Meat and Meat Products Including Pet Foods	詳見測試結果之定量/偵測極限
⊗ 粗脂肪	CNS 5036 食品中粗脂肪之檢驗方法(修訂日期：73年1月14日)	詳見測試結果之定量/偵測極限
⊗ 飽和脂肪酸	衛生福利部102年11月28日部授食字第1021950978號公告訂定食品中脂肪酸之檢驗方法(MOHWO0014.00)	詳見測試結果之定量/偵測極限
⊗ 反式脂肪酸	衛生福利部102年11月28日部授食字第1021950978號公告訂定食品中脂肪酸之檢驗方法(MOHWO0014.00)	詳見測試結果之定量/偵測極限
碳水化合物	100*密度-(粗蛋白+粗脂肪+水分+粗灰分)	詳見測試結果之定量/偵測極限
⊗ 糖類	CNS 12634水果及蔬菜汁飲料檢驗法-糖類之測定(HPLC法)(修訂公布日期：95年4月19日)	詳見測試結果之定量/偵測極限
鈉	AOAC 984.27 (1986) Calcium, Copper, Iron, Magnesium, Manganese, Phosphorus, Potassium, Sodium and Zinc in Infant Formula.	詳見測試結果之定量/偵測極限
⊗ 水分	CNS 5033 食品中水分之檢驗方法(修訂日期：73年1月14日)	詳見測試結果之定量/偵測極限
⊗ 粗灰分	CNS 5034 食品中粗灰分之檢驗方法(修訂日期：73年1月14日)	詳見測試結果之定量/偵測極限
能量	[17*碳水化合物+17*粗蛋白+37*粗脂肪]千焦	詳見測試結果之定量/偵測極限

SGS Taiwan Ltd.
台灣檢驗科技股份有限公司

3F, 125, Wu Kung Road, New Taipei Industrial Park, Wu Ku District, New Taipei City, 248016, Taiwan / 248016 新北市五股區新北產業園區五工路 125 號 3 樓
t (886-2) 2299-3939   f (886-2) 2299-1687   www.sgs.com.tw

Member of SGS Group

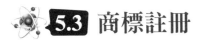

5.3 商標註冊

智慧局商標檢索系統

Language: English

一般：112/03/27 前申請已領案
快軌：112/06/02 前申請已領案
資料更新時間：2023-11-13

商標單筆詳細報表

本頁產生時間為：2023/11/14 下午 04:48:02

申請號：112071650

商標名稱：HSBC QHE 量子氫酵素
申請案號：112071650
商品類別：032

申請日期：112/10/17

（彩色）（平面）

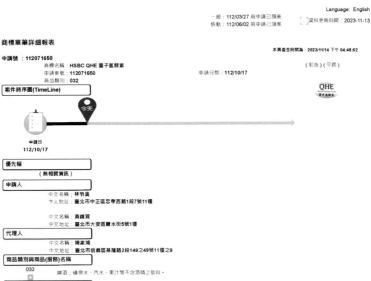

案件時序圖(TimeLine)

今天

申請日
112/10/17

優先權
（無相關資訊）

申請人
中文名稱：林牧真
中文地址：臺北市中正區孝西路1段7號11樓

中文名稱：黃鐙鑾
中文地址：臺北市大安區麗水街5號1樓

代理人
中文名稱：陳家鴻
中文地址：臺北市信義區基隆路2段149之49號11樓之9

商品類別與商品(服務)名稱

032　啤酒；礦泉水、汽水、果汁等不含酒精之飲料。

案件歷史(一般收文)

收(發)文日期	收(發)文文號	案號	案由/事由	辦理結果	結結日期	承辦人
112/10/17	11270716500	112071650	新申請			註冊審查一科 辦理中

案件關係

112071650

商標圖樣
圖1

QHE
Quantum Hydrogen Enzyme
量子氫酵素

圖樣文字分析
圖樣中文：量子氫酵素
圖樣英文：QHE QUANTUM HYDROGEN ENZYME
圖樣日文：
圖樣記號：

說明：
本電腦查詢報表所示資料，為目前辦理狀態，僅供參考。不得作為申請案准駁、權利異動及優畜他人權益與否之依據，各項權利異動狀態，仍請洽本局相關單位確認。

智慧財產局版權所有 最佳瀏覽器建議IE11以上解析度 1024 x 768
地址：台北市辛亥路二段185號3樓 專利商標資料服務台：(02)23767164、(02)23767165、(02)23767166
服務時間：上午 08:30～12:30，下午 1:30～5:30
來訪人數：00093330853

145

氫酵素系列

量子水素酵素シリーズ
Quantum Hydrogen Enzyme Series

天然無糖發酵·滴滴純粹·滴滴甘甜

自然な無糖発酵・一滴一滴の純粋・微かな甘み
Naturally unsweetened fermentation · Drops of Purity · Drops of sweetness

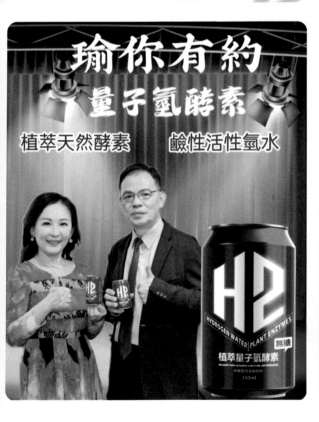

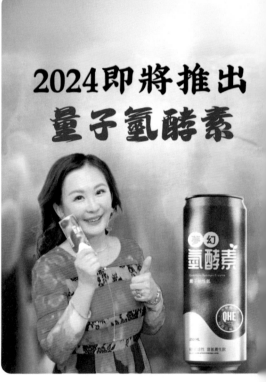

知名電視
節目主持

強力推薦

氫酵素系列

量子水素酵素シリーズ
Quantum Hydrogen Enzyme Series

天然無糖發酵・滴滴純粹・滴滴甘甜

自然な無糖発酵・一滴一滴の純粋・微かな甘み
Naturally unsweetened fermentation • Drops of Purity • Drops of sweetness

滙豐
生技

植萃量子氫酵素

調節生理機能

營養補給

植物エキス量子水素酵素
Plant Extract Quantum Hydrogen Enzyme

飲出自然的甘甜，
領受身心滋養的愉悅

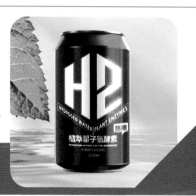

滋補強身

增強體力

天露量子氫酵素

天の露量子水素酵素
Heaven's Dew Quantum Hydrogen Enzyme

量子生機能量，
感受源源不絕的內在活力

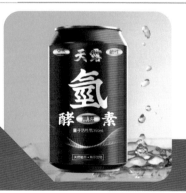

夢幻量子氫酵素

養顏美容

青春美麗

夢幻量子水素酵素
Dream Quantum Hydrogen Enzyme

品味青春活力，展現你最美的時刻

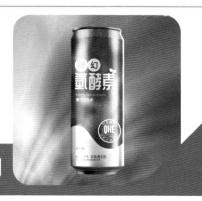

購專線：0974-377-737

zero_sv@zero-intl.com

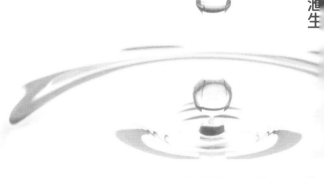

氫水機系列

水素生成器シリーズ

Hydrogen Water Machine Series

滴滴純粹・滴滴甘甜

一滴一滴の純粋・微かな甘み

Drops of Purity・Drops of sweetness

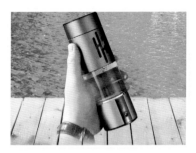

超飽和富氫水杯　　　輕巧便攜　　調整體質

- 輕按製氫 5 / 10 分鐘
- 氫含量 1200ppb 以上
- 可連接礦泉水瓶使用
- 隨時攜帶，便利再升級！

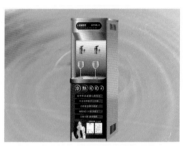

直立式熱氫飲水機　　改善水質　　調整體質

- 99 %滅菌，去除重金屬及雜質，頂尖過濾飲用水
- 獨創瞬熱氫水與微鹼性能量活水
- 通過台灣專利與SGS 檢驗認證

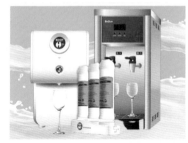

鈦氫牛奶冷熱機　　　調整體質　　養顏美容

- 微鹼性水調理體質
- 獨創科技熱氫水
- 幫助消化

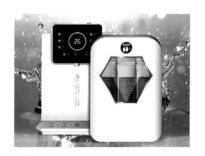

壁掛式瞬熱氫水機　　生津止渴　　滋補強身

- 健康飲用水的守護神
- 獨創瞬熱氫水科技
- 微鹼性能量活水

訂購專線：0974-377-737　　　　zero_sv@zero-intl.com

氫生活系列

水素ライフスタイルシリーズ

Hydrogen Lifestyle Series

放鬆身心，享受自然寧靜

心身をリラックス，自然の静寂を楽

Relax your body and mind, enjoy the tranquility of nature.

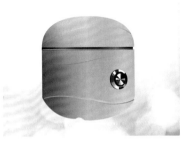

小鋼炮攜便式製氫器　　輕巧便攜　　調整體質

- 氫含量4000ppb以上
- 吸氫 / 喝氫兩用
- 可連接礦泉水瓶使用
- 隨時攜帶，隨時養生！

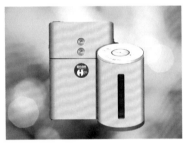

單/雙人吸氫氧機　　養顏美容　　調整體質

- 日本高人氣養生機
- 氫濃度99.9％
- 吸氫、眼耳調理
- 電解溫度監控技術

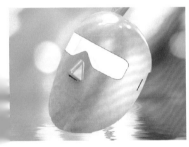

氫面罩　　青春美麗　　養顏美容

- 臉部補水
- 蒸氣滋潤
- 氫氣調理

立即訂購

 0974-377-737

 zero_sv@zero-intl.com

 zero-intl.com

 台北市中正區忠孝西路一段7號11樓

陳力瑜

資深電視節目主持

【主持經歷】

華視 / 健康最前線
華視 / 生活好幸福
華視 / 藝術夢想家
華視 / 人物大特寫
華視 / 用心看台灣
中天 / 瑜你有約

【代言】

中華民國自閉症總會關懷大使
財團法人愛滋病醫護人員防護基金
會公益大使
南投縣名間鄉松柏長青茶公益大使
中華民國旗袍公會台灣區代表
名穀屋健康五穀雜糧代言人

【獲獎紀錄 】

亞洲皇室風雲人物最佳節目製作人獎
亞洲皇室風雲人物最佳主持人獎

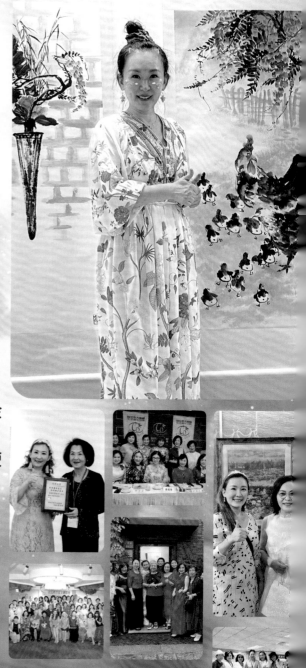

台灣價值網

心靈和合普世共善聯誼會

健康好禮送給您

好禮一　量子波動太愛卡

加入 **LINE** 好友

即贈送量子波動太愛卡
(中國發明專利95104128號技術)

特色1	以「愛」波動能量，與《道醫符錄》連結
特色2	產生量子諧振，提升人體炁能量場
特色3	幫助身心穩定、健康，減少情緒困擾

好禮二　孝親點燈祈福禮盒

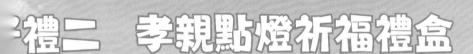

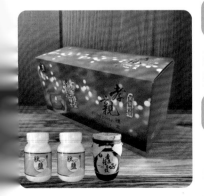

內含2瓶肽鹽+1瓶豆豉

提升營養價值、食療補養首選
無添加任何防腐劑與香料

來訪宜蘭免費點燈再贈『太愛潴油』

中草藥(乳香,沒藥,血竭,龍腦,檀香,丹皮)為基底製作，市價一千元以上 (詳情請掃描右方Qrcode購買)

祈福價
799

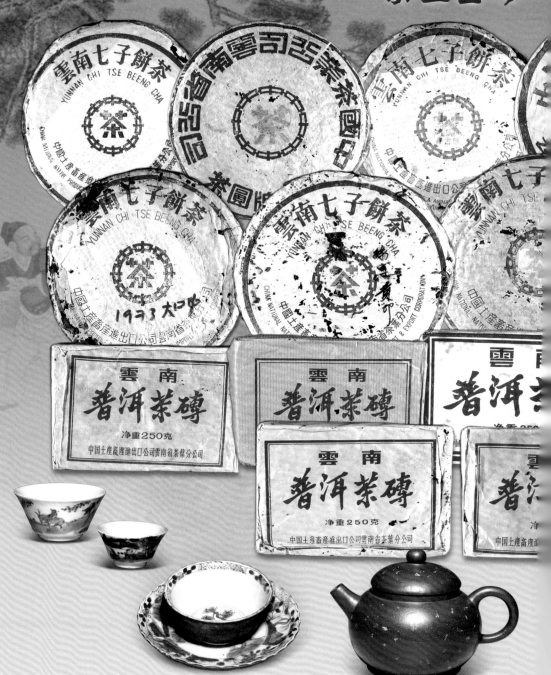

名品茗茶尋訪　盡在紫玉金砂

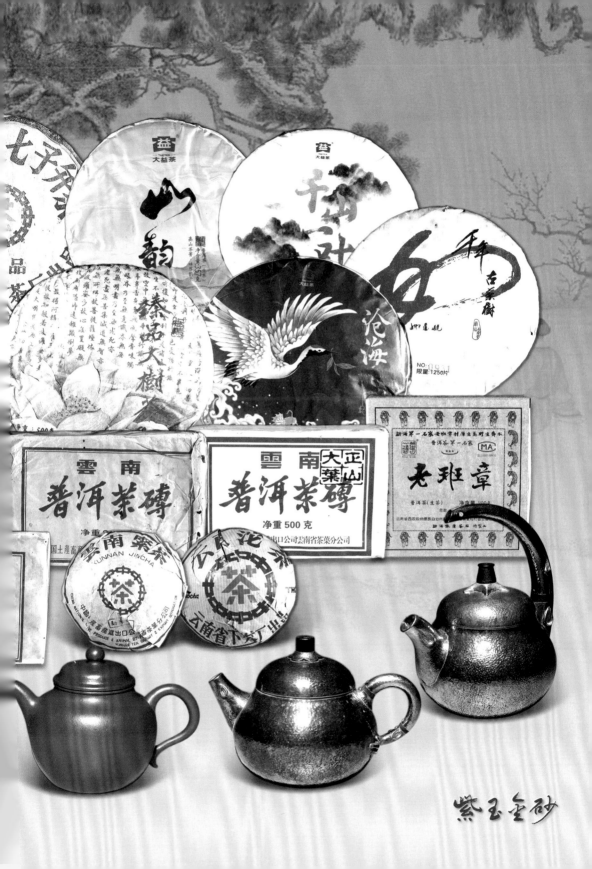

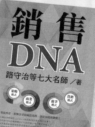
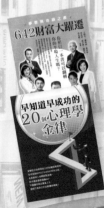
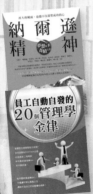
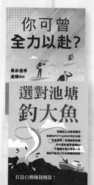
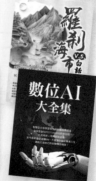
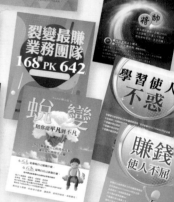

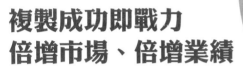
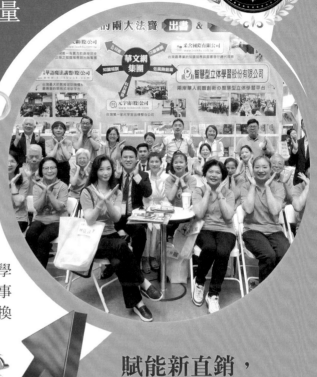
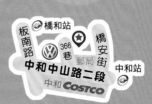

StartUp Experience Sharing

亞洲·世界華人八大名師盛會

趨勢指引｜人脈引薦｜策略指導｜經驗傳承
跨界創業｜引爆商機｜系統創富｜智造未來

在現今一切都會被快速模仿的世界，該如何創造持續的成功？唯有具備不斷跳往新知識領域的眼光與能力，才能保持領先；唯有跳躍轉競，才不怕被取代。

唯有懂得跨領域取經的人，才能在變動的世界裡存活！

您需要有經驗的名師來指點，亞洲·世華八大名師盛會，廣邀夢幻級導師傾囊相授，助您創造新的商業模式，高 CP 值的創業創富機密、世界級的講師陣容指導，助您借力使力，利用槓桿加大您的成功力量，把知識轉換成有償服務系統，讓您連結全球新商機，開啟未來十年創新創富大門，人生由此開始改變！

新趨勢

新商機

新布局

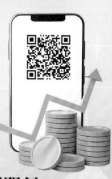

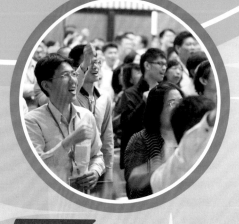

優勢無法永久持續，
卻可以被不斷開創，
學會躍境，就能擁有明天！
**邀請您一同跨界創富，
站在新起點實現新發展!!**

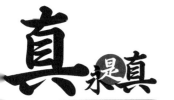

真永是真

真讀書會・生日趴＆大咖聚

真理指引の知識服務
全球華人圈最高端的演講

- ☐ 2024/**11/2** 六
- ☐ 2025/**11/2** 日
- ☐ 2026/**11/7** 六
- ☐ 2027/**11/6** 六

「真永是真」人生大道，
條條是經典，字字是真理！
晴天大師率智慧型立體知識
務團隊精選999個真理，打造
真永是真」人生大道叢書，每一
真理均搭配書籍、視頻、課程等，並融入了數千本書的知識點、古今中外成功人士的智慧結
，全體系應用，360度全方位學習，讓你化盲點為轉機，為迷航人生提供真確的指引明燈！

馬太效應	**02** 莫菲定律	**03** 紅皇后效應	**04** 鯰魚效應	**05** 達克效應
木桶原理	**07** 長板理論	**08** 彼得原理	**09** 帕金森定律	**10** 沉沒成本
沉默效應	**12** 安慰劑效應	**13** 內捲漩渦	**14** 量子糾纏	**15** NFT&NFR
外溢效果	**17** 槓鈴原則	**18** 元宇宙	**19** 零和遊戲	**20** 區塊鏈
第一性原理	**22** 二八定律	**23** Web4.0	**24** 催眠式銷售	**25** 破窗效應
蝴蝶效應	**27** 多米諾效應	**28** 羊群效應	**29** 長尾理論	**30** AI&ChatGPT
天地人網	**32** 168PK642	**33** 路徑依賴法則	**34** 機會成本	**35** 接建初追

★ 超越《四庫全書》的「真永是真」人生大道叢書 ★

	中華文化瑰寶 清《四庫全書》	當代華文至寶 真永是真人生大道	絕世歷史珍寶 明《永樂大典》
總字數	8億 勝	6千萬字	3.7億
冊數	36,304冊 勝	333冊	11,095冊
延伸學習	無	視頻＆演講課程 勝	無
電子書	有	有 勝	無
NFT & NFR	無	有 勝	無
實用性	有些已過時	符合現代應用 勝	已失散
叢書完整與可及性	收藏在故宮	完整且隨時可購閱 勝	大部分失散
可讀性	艱澀的文言文	現代白話文，易讀易懂 勝	深奧古文
國際版權	無	有 勝	無
歷史價值	1782年成書	2023年出版 勝 最晚成書，以現代的視角、觀點撰寫，最符合趨勢應用，後出轉精！	1407年完成 勝 成書時間最早，珍貴的古董典籍。

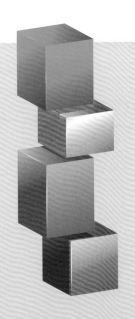

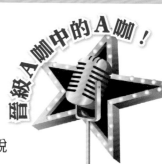

國家圖書館出版品預行編目資料

量子氫酵素：揭開氫分子與酵素的健康秘密 林紫貴著. 初版一新北市中和區：活泉書坊，采舍國際有限公司發行, 2024.01 面；公分；一(Color Life 57)

ISBN 978-986-271-986-2(平裝)

1. 水　2. 健康法

411.41　　　　　　　　　　　112019858

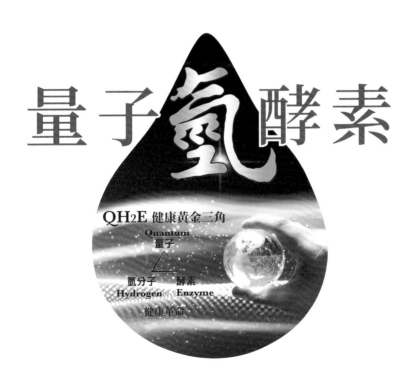

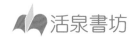活泉書坊

量子氫酵素
揭開氫分子與酵素的健康秘密

出 版 者 ▇ 活泉書坊　　　　　　　　副總編輯 ▇ 陳雅貞
作　　者 ▇ 林紫貴　　　　　　　　　文字編輯 ▇ Sharon
總 編 輯 ▇ 歐綾纖　　　　　　　　　美術設計 ▇ MoMo

台灣出版中心 ▇ 新北市中和區中山路2段366巷10號10樓
電話 ▇ （02）2248-7896　　　　　　傳真 ▇ （02）2248-7758
物流中心 ▇ 新北市中和區中山路2段366巷10號3樓
電話 ▇ （02）8245-8786　　　　　　傳真 ▇ （02）8245-8718
ISBN ▇ 978-986-271-986-2
出版日期 ▇ 2024年1月初版

全球華文市場總代理／采舍國際
地址 ▇ 新北市中和區中山路2段366巷10號3樓
電話 ▇ （02）8245-8786　　　　　　傳真 ▇ （02）8245-8718

新絲路網路書店
地址 ▇ 新北市中和區中山路2段366巷10號10樓
網址 ▇ www.silkbook.com
電話 ▇ （02）8245-9896　　　　　　傳真 ▇ （02）8245-8819

> 商標說明
> 本書部分圖片來自Freepik網站，其餘書
> 中提及之產品、商標名稱、網站畫面與
> 圖片，其權利均屬該公司或作者所有，
> 本書僅做介紹參考用，絕無侵權之意，
> 特此聲明。

本書採減碳印製流程，碳足跡追蹤，並使用優質中性紙（Acid & Alkali Free）通過綠色環保認證，最符環保要求。

線上pbook&ebook總代理 ▇ 全球華文聯合出版平台
地址 ▇ 新北市中和區中山路2段366巷10號10樓
新絲路電子書城 www.silkbook.com/ebookstore/
華文網雲端書城 www.book4u.com.tw
新絲路網路書店 www.silkbook.com

智慧型立体學習

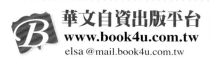

華文自資出版平台
www.book4u.com.tw
elsa@mail.book4u.com.tw

全球最大的華文圖書自費出版中心
專業客製化自資出版‧發行通路全國最強！